JN321034

帰してはいけない小児外来患者

編集
崎山　弘
崎山小児科 院長

本田雅敬
東京都立小児総合医療センター 院長

編集協力
長谷川行洋
東京都立小児総合医療センター総合診療科/内分泌・代謝科/遺伝子研究科 部長

広部誠一
東京都立小児総合医療センター 副院長

三浦　大
東京都立小児総合医療センター循環器科/臨床試験科 部長

医学書院

帰してはいけない小児外来患者

発　行　2015年4月15日　第1版第1刷Ⓒ
　　　　2020年5月15日　第1版第5刷

編　集　崎山　弘・本田雅敬
発行者　株式会社　医学書院
　　　　代表取締役　金原　俊
　　　　〒113-8719　東京都文京区本郷1-28-23
　　　　電話　03-3817-5600（社内案内）

印刷・製本　大日本法令印刷

本書の複製権・翻訳権・上映権・譲渡権・貸与権・公衆送信権（送信可能化権を含む）は株式会社医学書院が保有します。

ISBN978-4-260-02138-8

本書を無断で複製する行為（複写，スキャン，デジタルデータ化など）は，「私的使用のための複製」など著作権法上の限られた例外を除き禁じられています．大学，病院，診療所，企業などにおいて，業務上使用する目的（診療，研究活動を含む）で上記の行為を行うことは，その使用範囲が内部的であっても，私的使用には該当せず，違法です．また私的使用に該当する場合であっても，代行業者等の第三者に依頼して上記の行為を行うことは違法となります．

JCOPY　〈出版者著作権管理機構　委託出版物〉
本書の無断複製は著作権法上での例外を除き禁じられています．複製される場合は，そのつど事前に，出版者著作権管理機構（電話 03-5244-5088, FAX 03-5244-5089, info@jcopy.or.jp）の許諾を得てください．

執筆者一覧(50音順)

赤澤　晃	東京都立小児総合医療センター　アレルギー科　部長
井口　暁	東京都立小児総合医療センター　矯正歯科
石倉健司	国立成育医療研究センター　腎臓・リウマチ・膠原病科 （前　東京都立小児総合医療センター　腎臓内科　医長）
井上信明	東京都立小児総合医療センター　救命救急科　医長
井原　哲	東京都立小児総合医療センター　脳神経外科　医長
大倉勇史	東京都立小児総合医療センター　児童・思春期精神科　医長
太田憲和	東京都立小児総合医療センター　整形外科　医長
小方清和	東京都立小児総合医療センター　小児歯科　医長
尾崎　仁	東京都立小児総合医療センター　児童・思春期精神科
金子　隆	東京都立小児総合医療センター　血液・腫瘍科　部長
河口恵美	東京都立小児総合医療センター　臨床研究支援センター
菊地祐子	東京都立小児総合医療センター　心理・福祉科　医長
久保田亘	東京都立小児総合医療センター　腎臓内科
桑江涼子	東京都立小児総合医療センター　総合診療科
小森広嗣	東京都立小児総合医療センター　外科　医長
榊原裕史	東京都立小児総合医療センター　総合診療科　医長
崎山　弘	崎山小児科　院長
桜井優子	東京都立小児総合医療センター　育成科　医長
定平知江子	東京都立小児総合医療センター　皮膚科　医長
佐藤裕之	東京都立小児総合医療センター　泌尿器科/臓器移植科　医長
島田　綾	東京都立小児総合医療センター　内分泌・代謝科
下島直樹	東京都立小児総合医療センター　外科
鈴木知子	東京都立小児総合医療センター　総合診療科
鈴木洋実	東京都立小児総合医療センター　神経内科

執筆者一覧

髙橋卓人	東京都立小児総合医療センター 総合診療科
立花奈緒	東京都立小児総合医療センター 消化器科
玉田一敬	東京都立小児総合医療センター 形成外科 医長
寺川敏郎	東京都立小児総合医療センター 総合診療科 部長
仁後綾子	東京都立小児総合医療センター 総合診療科
野田英一郎	東京都立小児総合医療センター 眼科 医長
野村莉紗	東京都立小児総合医療センター 内分泌・代謝科
橋本淳也	東京都立小児総合医療センター 腎臓内科
長谷川行洋	東京都立小児総合医療センター 総合診療科/内分泌・代謝科/遺伝子研究科 部長
幡谷浩史	東京都立小児総合医療センター 総合診療科/腎臓内科 医長
馬場信太郎	東京都立小児総合医療センター 耳鼻いんこう科 医長
深井善光	東京都立小児総合医療センター 心療内科 医長
福澤龍二	オタゴ大学医学部ダニーデン校 病理部/東京都立小児総合医療センター 検査科
堀越裕歩	東京都立小児総合医療センター 感染症科 医長
松島崇浩	東京都立小児総合医療センター 総合診療科
三浦　大	東京都立小児総合医療センター 循環器科/臨床試験科 部長
宮川知士	東京都立小児総合医療センター 呼吸器科/結核科 医長
三山佐保子	東京都立小児総合医療センター 神経内科 部長
村越孝次	東京都立小児総合医療センター 消化器科 部長
山本信一	東京都立小児総合医療センター 麻酔科 医長
山本裕輝	東京都立小児総合医療センター 外科
吉橋博史	東京都立小児総合医療センター 臨床遺伝科/総合診療科 医長
和田勇治	東京都立小児総合医療センター リハビリテーション科 医長
渡辺由香	東京都立小児総合医療センター 児童・思春期精神科

所属は本書1刷発行時(2015年4月)のものです．

まえがき

　皆様，本書を手にとっていただきありがとうございます．

　このようなタイプの本は，小児領域では初めて出版されます．もう1人の編集者である崎山先生から提案があり，東京都立小児総合医療センターの診療各科が全面的に協力して作成することができました．

　私自身はしばらく一般小児科外来をしていませんが，以前は救急外来や一般外来をしていました．とくに当直をしていたときはいつも，本書のテーマには悩まされていました．患者を帰した後，心配になって眠れないことや，翌日ご自宅に電話したり，再度来られていないか翌日の外来で確認したりということもありました．何となく気がかりな患者を忙しい外来のなかで見逃していないかは，いつも心配なものです．それも経験や年齢を重ねると自信が出てくるのではなく，心配度は増していきました．

　本書を読んでいただくことで，そのような不安が少しでも解消されることを願っております．

＊

　本書は最初に考えた診断が最終診断までに変わっていく形式で書かれていますが，最終診断の病気を解説するのではなく，なぜそうなったかのプロセスを大切にしています．すべての病気を知っている人はいませんし，すべてを経験することはもっとあり得ないでしょう．本書ではすべてを勉強してほしいと願っているのではなく，あくまでもどのようにすれば見過ごさないかに力点を置いています．

　では，どうすればよいのでしょう．忙しい外来で，多くは初めて接する病気の子どもやご家族の状況をみて，本当に正しかったのか，ご家族は納得されているのかは誰でも心配することです．

　通読すると気づかれると思いますが，本書では50近い疾患を集めているのに初期診断が「胃腸炎」という症例が多いのです．嘔吐を主訴として来院する子どもはとくに，急性胃腸炎が流行している時期には大変多いものです．そのなかで，どうしたら普通の胃腸炎でないと気づくことができるのでしょうか？ 小児，とくに乳幼児は自分の症状を訴えることができません．ですから成人と異なり，主訴が少ないのが特徴です．本書の記載をぜひしっかりと読んでください．問診をきちんととる，ご家族の訴えをきちんと聞く，看護師などとのコミュニケーションも重要，バ

イタルはおろそかにしない，身体所見はきちんととる，今後こうなったら違うかもしれないと予測して話しておく，思い込みを避ける，何となく普通と違うと感じていることを大切にする，などが書かれています．すべての病気を疑ってあらゆる検査をする人はいません．嘔吐の患者すべてに超音波検査，CTや髄液検査をする人もいないでしょう．疑っていなければ，せっかく検査をしても見逃すこともあります．

　いずれにしても通常の急性胃腸炎の経過を知っていれば（本書では具体的な病気の説明までは記載していませんが），何かおかしいと感じられるはずですし，もしそれがわかれば問診を聞き直したり，バイタルを見直したりすることができます．また，ほかに適切な医師がいれば聞いてみる，とりあえず入院させる，しばらく外来で様子をみる，このような症状があればすぐ来院させるなどの対応を考えることは可能ですし，インターネットや教科書で調べることも可能です．何かがおかしいと気づけば，急ぐ必要があるのか，ゆっくり診断でもよいのか，虐待はないのかなども考えることができます．

　ですから，考えるプロセスが大事なのです．本書にはそれをわかりやすく記載したつもりです．

*

　ガイドラインやEBMばやりの昨今です．私もいくつかのガイドラインやエビデンスを作る臨床試験を行ってきました．しかし診断が間違っていれば，ガイドラインは何の役にも立ちません．またガイドラインには，このような症状があれば診断するとは書かれていても，このような症状からどのような疾患を疑うかは書かれていません．ですから，診断へたどりつく筋道はきわめて重要です．

　ぜひ本書を最後まで読んでいただき，考えるプロセスを理解していただければ幸いです．また単に読み物としても面白いと思いますので，ご一読ください．

　最後に，多忙ななかで本書を書き上げた崎山先生および著者らの努力に深謝いたします．

2015年3月

本田雅敬

目 次

第1章
小児科外来で帰してはいけない疾患 　　　　　崎山　弘　　1

- **1** 無知は救いようのない誤診を招く　　　　　　　　　　　　3
- **2** 主訴を適切に聴取しないと診断はできない　　　　　　　　4
- **3** 鑑別診断が念頭になければ，診察はできない　　　　　　　8
- **4** 診断に至る基本的な思考回路を理解する　　　　　　　　 11
- **5** 誤診するリスク（危険性）を過小評価するバイアス　　　18

第2章
ケースブック　　　　　　　　　　　　　　　　　　　27

Case 1	日齢20男児	最悪を想定した対応が生命を救った！	井上信明	28
Case 2	日齢27男児	疑えば攻めろ！	井上信明	32
MiniCase 1	日齢15男児	当初あせもと思われていたが…	定平知江子	36
Case 3	2か月男児	診断の最大のヒントは家族の話のなかにある	仁後綾子	38
Case 4	6か月男児	親の視線も主訴のうち	崎山　弘	42
Case 5	6か月女児	発熱を伴う四肢の不動をみたら	太田憲和	46
Case 6	7か月男児	木の葉を隠すなら森の中？	幡谷浩史	50
Case 7	8か月男児	基本に忠実な診療が見逃しを防ぐ秘訣	井上信明	53
Case 8	9か月女児	小児のABCDの評価は正確に	堀越裕歩	57
Case 9	11か月男児	過去に思いを寄せること，将来を予見することの大切さ	吉橋博史	62

Case 10	1歳男児	経過をみていく間に症状は変化する	寺川敏郎	67
Case 11	1歳3か月男児	ブロッコリーでむせる!?	下島直樹	71
Case 12~14	1歳3か月男児, 2歳男児, 6歳女児			
		おかしいと思ったら迷わず採血	金子　隆	76
Case 15	1歳6か月男児	乳児の急性胃腸炎の落とし穴	小森広嗣	82
Case 16	2歳男児	血便から疑う疾患	橋本淳也・石倉健司	87
Case 17	2歳女児	1歳男児ではないけれど	宮川知士	93
Case 18	2歳女児	診断は1つですか？	鈴木知子	99
Case 19	3歳男児	たとえすべてがそろわなくても	榊原裕史	104
Case 20	3歳女児	神経学的診察が大切	鈴木洋実・三山佐保子	108
Case 21	3歳女児	頸を動かさないのも大切な主訴である		
			桑江涼子・榊原裕史	112
MiniCase 2	3歳6か月女児	よくある疾患のまれな経過	長谷川行洋	116
MiniCase 3	3歳8か月男児	放置された多数歯齲蝕がサイン	小方清和	118
Case 22	5歳男児	症状がなくても油断は禁物	河口恵美・赤澤　晃	120
Case 23	5歳男児	外傷は最悪の事態まで想定	野田英一郎	125
MiniCase 4	5歳6か月女児	頭痛・嘔吐で神経学的異常所見はないが…	井原　哲	130
Case 24	6歳女児	輸液で改善しない胃腸炎	三浦　大	132
MiniCase 5	7歳女児	精神疾患でよいですか？	鈴木洋実・三山佐保子	136
Case 25	8歳女児	事実に忠実であることが答えに通じる	井上信明	138
Case 26	9歳男児	ランニング中の失神	三浦　大	143
Case 27	10歳女児	にこにこしているが…	山本裕輝	147
Case 28	11歳女児	付随する症状に注意	久保田亘・石倉健司	151
Case 29	12歳男児	ドプラエコーは補助診断	佐藤裕之	156
Case 30	13歳男子	血便・下痢＝感染性腸炎？	立花奈緒・村越孝次	160
Case 31	13歳男子	経過の長い症例で確認すること	島田　綾・長谷川行洋	165
Case 32	13歳女子	便秘は誰が困るのか	深井善光	169

Case 33	14歳男子	嘔気の原因は？	玉田一敬	173
Case 34・35	14歳女子，15歳男子			
		目に見えなくてもそこにある	馬場信太郎	177
Case 36	15歳男子	"異常なし"と"正常確認"は似て非なるモノ		
			髙橋卓人・寺川敏郎	181
Case 37	15歳女子	大事なことを見落としていませんか？		
			野村莉紗・長谷川行洋	185
Case 38	15歳女子	子ども自身の言葉に耳を傾けよ		
			尾崎 仁・渡辺由香・大倉勇史	188
Case 39	16歳女子	思春期患者には思春期患者の問題がある	井上信明	192
Case 40	1か月女児	冷静に，しかし温かく	松島崇浩	197

あとがき	崎山 弘	201
第2章 ケースブック 診断名一覧		203
索引		206

column

1	乳幼児の摂食障害と感覚過敏	和田勇治	45
2	全部脱がせて診察する（その1）	崎山 弘	75
3	全部脱がせて診察する（その2）	崎山 弘	86
4	お母さん，大丈夫だよ	菊地祐子・桜井優子	98
5	診察の手順	崎山 弘	115
6	停電しても診療できるか？	崎山 弘	117
7	眼窩，鼻翼周囲に圧痛を訴える10歳くらいの女児はいませんか？		
		井口 暁	129
8	溶骨性病変とBCG結核―国際的な発症の相違	福澤龍二	146
9	昨日の体重を今日量ることはできない	崎山 弘	164
10	帰してしまい緊急手術となった小児外来患者	山本信一	195

装丁・本文デザイン　糟谷一穂

第 1 章

小児科外来で帰してはいけない疾患

小児科領域で，「明日，外来に来るように」あるいは「今日は土曜日なので，週末は自宅で様子をみて，月曜日にまた拝見させてください」と指示をして帰宅させると，そのまま自宅で死に至るか重篤な後遺症を残す危険性を伴う疾患があります．このような疾患について，適切に診断して治療につなげることができるように，主に小児科研修医，ならびに他科の医師であっても小児を診る可能性がある医師を対象として本書を作成しました．

対象疾患として，まず考えられるのは「死の合図に該当」する疾患です．

し	心筋炎，心筋症
の	脳炎，脳症，脳腫瘍
あ	アッペ（急性虫垂炎）
い	イレウス（腸重積，内ヘルニア嵌頓）
ず	髄膜炎
に	妊娠
がい	急性喉頭蓋炎
とう	糖尿病

まれではあるがきわめて重症なこれらの疾患を確実に診断するためには，どのように対応すればよいのでしょうか．

*

また，たとえば悪性腫瘍のように，治療開始を1日，2日の単位で争う必要性は少ないのですが，自然治癒が期待できる疾患ではなく，早期に診断に至らないと短期間のうちに確実に進行して生命予後あるいは重要臓器の機能に恒久的な障害を残すおそれのある疾患も見落とすわけにはいきません．早期に発見されれば化学療法で治癒に至る可能性がある膀胱の横紋筋肉腫は，ある程度診断が遅れると膀胱摘出術に至ります．膀胱機能の温存の可否という点で1分1秒を争う症例ではありませんが，診断が遅れると臓器の恒久的な機能障害に至る症例です．

このような疾患は，外来診察時での診断ではなく，入院してからの診断になることがあります．本書での症例紹介でも，暫定診断あるいは別の診断で入院をしてから診断が付いたものが含まれています．その場合，本書では「入院させた後の経過・検査で診断できた」と単純に記載はしていません．より詳しい経過，たとえば初診時には疾患に特徴的な症状，所見が出現していなかったが，入院後の病状の進行とともに症状や所見に変化がみられ，該当しない鑑別診断が除外され，新たな鑑

別診断が挙がり確定診断に至ったという経緯が読みとれるように記載してあります．場合によっては，入院して診断が付いたが，後からみると初診時にすでに疾患特異的な症状，所見があったにもかかわらず見落としていたことが判明する症例もあるでしょう．

*

まず第1章では，見落とすことなく診断に至る思考過程の概略を提示します．第2章では，症例を通して重篤な疾患の診断経過をお示しします．そのなかから日々の診療に役立つ数多くの教訓を知ってほしいと考えます．学会で一例報告するような学術的な症例というよりも，診断に至るプロセスが教育的な症例を数多く記載しました．最終的な診断名は同一でも，診断までの道筋はさまざまであることもわかるでしょう．

なお，これらはすべて実在の症例をもとに記載してありますが，患者の特定を防ぐ目的で，診断に至る過程に影響がない範囲で，内容に多少の変更を加えていることをご了承ください．

1　無知は救いようのない誤診を招く

医学生の頃に，優秀な医師は鑑別診断が数多く挙がるものだと聞いた覚えがあります．同じ症状を聞いても，優秀な医師は20も30も鑑別診断があるが，凡庸な医師はせいぜい3つぐらいだろうとのことでした．本当にそうでしょうか．パソコンで行う文献検索のように，キーワードを1つ入れると300件ヒットする，2つ目のキーワードを使って50件に絞り込む．3つ目を入力して10件程度になったところで論文要旨を見て内容を確認する．このようにキーワードから可能性のある診断名をすべて挙げて，次のキーワードで絞り込むという流れで診断を行うのであれば，1つの症状を聞いて数多くの診断が思い浮かばなければなりません．網羅的にほぼ無意味な診断も含めて鑑別診断に挙げることが要求されます．

しかし，実際の診断の過程はこのようなものではありません．朝から自宅で横になっている小児が昼頃から頻回に嘔吐をしたとき，鑑別診断として船酔いを考える医師はまずいないでしょう．男性の腹痛で妊娠を想定することはありません．初めから取捨選択をしながら，たいていは2つか3つ，せいぜい5つ程度の鑑別診断を思い浮かべているのではないでしょうか．

ただし，どれだけ一生懸命に考えても，知らない疾患が鑑別診断に挙がってくることはありません．小児科医からすると皮膚科や眼科，歯科など専門外の科目や高

齢者の疾患に関しては新たな知識を獲得する機会が少なく，知らない診断名も数多く存在します．知らない病気は診断できません．当然ながら治療方法もわかりません．また，小児科医になったからといって小児科の疾患に関する知識が何もせずに湧いてくることもありません．疾患名と必要最低限の知識はあらかじめ知っておかなければなりません．

　本書には数多くの疾患が登場しますが，無限の疾患が出てくるのではなく，辺縁疾患も含めてもせいぜい50種類程度です．誤診をしない前提としてここに出てくる疾患の疫学，主な症状，検査所見，重症度，合併症，診断方法，治療方法などの基本的，教科書的な内容については，本書以外の書籍などから各自が情報を得ておくことが必要です．疾患名を知らなければ診断できません．

*

　さて，見落とすことのできない疾患について，知識は十分獲得できたとします．
　これであなたは，見落としてはいけない疾患を適切に診断することができるでしょうか．

2　主訴を適切に聴取しないと診断はできない

　患児や保護者が語る言葉は診断の入口部分に相当します．「熱が高い」は発熱，「赤いブツブツがある」は発疹などのように，患者側の表現する言葉を医学用語に置き換えて並べる作業から診断が始まります．ただし，来院した患者が言葉として話すことだけが主訴ではありません．来院したときに気になっていることすべてが主訴であり，そのすべてを聞き出すことができなければ正しい診断に至ることは困難です．誤った主訴から診断を開始すると誤診に至る可能性が高く，不十分な主訴から始まると診断が遠回りになることでしょう．診察する医師はあらゆる手段を通して，患者が気がかりと思っていることをすべて聞き出すことが必要です．帰る間際の一言や，診察中の視線や態度など言語外の訴えも見逃すことはできません．

*

　患者はいま現在気になっている症状や現時点で最も苦痛である症状について，詳細に時間をかけて医師などの医療者に伝えようと努力することがほとんどです．医師が診断するのに都合よい順番で現病歴を語る者はまずいません．本人や保護者にとって最も関心の高い症状が，疾患の診断として重要である疾患特異的な症状であるとは限りません．逆に医学的には意味のある症状であっても，本人と家族が診断に重要と気づいていなければ，あえて症状を口に出さない場合もあります．

例えば腸重積の症例では，泣き方がひどいこと，いつもよりかなり不機嫌であることなどについて繰り返し保護者が訴えることはあっても，痛みや不機嫌が間欠的で，周期的に繰り返すことについては，気がついていたとしても自ら述べない場合があります．この周期的，間欠的な不機嫌や腹痛は腸重積の診断にとって重要な所見ですが，保護者はその医学的重要性に気がつくことはありません．

このような疾患に有用な情報を聞きもらすことがないように，医療者が主訴を適切に聞き出す努力が大切です．「激しい腹痛が続く」が主訴の5歳の男児の保護者に「あと何か，気になることはありませんか？」と問いかけたところ，「陰嚢にあざができた」と答えたことから血管性紫斑病が診断できたこともあります．保護者は腹痛と紫斑が一連の疾患であるとは思っていませんでした．

＊

また患者は，医師の前で気がかりとなっていることをすべて自発的に話すわけではありません．予診票に受診理由を書かせたとしても，記載される内容はわずかな部分だけです．医師，医療者との会話の雰囲気から「話しても聞いてもらえそうにない」と感じとると，患者側は訴えを省略することがあります．そうなると，それ以上の情報を得ることができません．忙しそうな様子，横柄な態度，終始無言，相手を見ようとしない，言葉を遮る話し方．そのつもりはなくても患者側にこのように受け止められるようでは，すべての主訴を聞き出すことは困難です．医療者と患者を結びつける技術，患者が話をしようと思わせる対応，気持ちよく話を続けることができる環境を整備すること，心地よさ，診察室の音，臭い，温度，採光，壁などの装飾，スタッフの服装などに対する配慮も必要です．

このような対応ができていると感じてもらえている医療機関であれば，「何かあったら受診しよう」「気になることがあれば，行って聞いてみよう」と期待感をもって患者は受診します．診断は医療機関に来てもらえなければ，来たとしても語ってもらえなければ，始まりません．

症例1

3歳の女児．咳と鼻水を訴えて来院した．全身状態は良好で，診察所見としてもとくに異常がなかったので，急性上気道炎と診断して，鎮咳薬，抗ヒスタミン薬を投与した．診察室を退出しようとした母親が，「この子，顔色が白いような気がする」と申し出た．眼瞼結膜を確認したところ貧血を思わせる色調であった．直ちに血液検査を行ったところ，WBC 20,000/μL，Hb 6.0 g/

dLで，簡易迅速染色液ディフ・クイック®で末梢血を染色したところ，**図1**に示すような幼若な芽球が確認され，**急性白血病**と診断された．

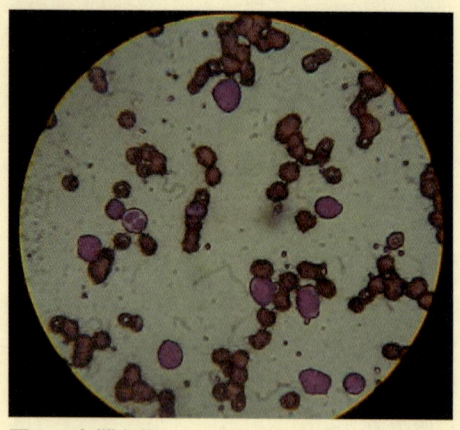

図1　末梢血像

症例2

　1歳6か月の女児．おむつが赤いので血尿ではないかということで受診した．この日は9月の暑い日であり，「尿酸塩による着色でしょう」と説明して帰宅させた．検尿は実施しておらず，赤い色調を呈しているおむつも確認しなかった．

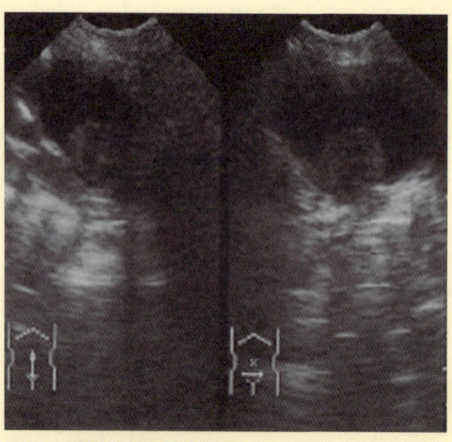

図2　膀胱の超音波所見

翌日になって，「やはり赤い尿が出る」と訴えて再度来院したので採尿バッグを利用して採尿したところ，肉眼的血尿を認めた．膀胱の超音波検査を実施したところ，**図2**のように膀胱内に腫瘤を認めたために精査を実施し，その結果は膀胱原発の**横紋筋肉腫**であった．

　症例1では，母親が子どもの貧血に気がついたのはおそらく今日ではありません．以前から気がついていて，しかしそれだけで受診をするほどではない，受診する機会があったらそのついでに聞いてみようと考えていたと思われます．今回の受診でも「今日はどうしましたか？」の問いに対して最初に訴えたのは咳と鼻水であり，診察の流れのなかでは急性上気道炎と診断もすんで，後は処方箋を受け取って帰るだけという状況でした．その時点での「顔色が白い」という訴えが白血病と診断するきっかけとなりました．いわゆるドアノブクエスチョンです．
　一通りの診察を終えた後に次の患者を診察室に呼び入れる準備をするなど，その場の雰囲気から「先生は忙しそうだな」と保護者が思うようであれば，顔色についての不安は，また次回に来たときにでも聞いてみようということで申し出なかったかもしれません．少しでも気になっていることを漏れなく聴取するために，診察が終わった後で「受診したついでに，ほかに何か気になっていることはありませんか？」と尋ねるぐらいの配慮も大切です．

＊

　症例2は，尿の異常を訴えて受診しているにもかかわらず，検尿どころかおむつもみなかったという不適切な診療が最初にあったことは否めません．しかし，幸いなことに保護者が同じ訴えで再度来院してくれたことが診断の契機となりました．「あの医療機関は何をいっても聞いてくれない」と評価されているようであれば，2度目の来院はなかったと思われます．いずれ別の医療機関を受診し，検尿を実施し，血尿の精査から膀胱腫瘍が見つかったはずです．前医では血尿を訴えたが悪性腫瘍を見逃されたと認識されることでしょう．常日頃から患者の訴えには謙虚な姿勢で耳を傾けることが主訴の把握に必要です．医師として疾患の知識を十分もっていたとしても，医療機関に来てもらえなければ，心配なことを話してもらえなければ，診断はできません．

＊

　さて，見落とすことのできない疾患について，知識は十分獲得できました．十分に配慮して，患者が心配していることをすべて聞き出すことができました．

3 鑑別診断が念頭になければ、診察はできない

　実際に診察している場において，見落としてはいけない疾患について知識を十分知っているということと，鑑別診断として念頭に置いていることとは異なります．患者を目の前にしているときに鑑別疾患として想定しない疾患については，適切な主訴や所見をとることができず見落とすことがあります．

> **症例3**
> 　4歳の男児．6月21日の夜に体熱感があり下痢が始まる．翌22日は39.2℃の発熱と下痢を認めるが，血便はなく嘔吐もみられなかった．23日の朝になって腹痛が強くなったために受診する．現病歴と診察所見より急性胃腸炎として整腸薬を投与した．
> 　6月ということもあり細菌性食中毒も否定できなかったために，血便が出たら再診するように指示をしたところ，同日の午後に血便がみられたので再度来院した．血便の様子が粘血便であり，細菌性胃腸炎の便とは様相が異なっているために腹部超音波検査を実施し，**腸重積**と診断した．その後に確認したところ，「今朝3時頃から間欠的に強い腹痛を訴えていたと，午前中の受診時にも伝えた」と母親は述べていた．

　症例3の初回来院時には，受診前々日から発熱と下痢があったという情報のために筆者は消化器系の感染症を念頭に置いて診療を行っており，腸重積は鑑別診断として想定していませんでした．血便が出たら再診するようにという指示も，腸重積を考慮したものではなく細菌性胃腸炎を予想したものでした．たまたま血便があって指示どおりに再診したので腸重積という診断に至りましたが，初診時に「午前3時頃から間欠的な強い腹痛がある」という腸重積に特徴的な症状を訴えていたにもかかわらず，実質的には見落としていたということになります．
　この症例が示すように診察する時点で鑑別診断に挙がっていないと，主訴として訴えていた間欠的な強い腹痛も腸重積の特徴的な症状として把握することを失念する危険があります．知識として知っているだけでは診断できない，鑑別診断として念頭にない疾患は訴えも聞き逃すことを表しています．

> **症例4**
>
> 　5歳の男児．4月24日に腹痛，下痢を訴えて受診する．とくに所見もなく，急性胃腸炎と診断して整腸薬を投与した．翌25日に改善しないとのことで再診する．来院時，顔色は良好であるが，表情に乏しく，診察室でも坐位はつらいので診察台で横になっている．
>
> 　以下に，25日に実際に記載したカルテをそのまま転記する．

```
4月25日
17.68 kg（3月は19 kgあった）．
4月20日　37.7℃．咳あり，嘔吐あり（午前4時最終），
顔色不良，水のみ摂取，下痢なし，腹痛あり．
とくに毒物を食べた様子はない．
咽頭　異常なし．
胸部　異常なし．
左下腹部　便塊触知．
GE 30 mL 施行　反応便（硬便～軟便）．
顔色不良．
HR 36～40/分．
SpO₂ 98％．
すぐに入眠してしまう．
BP 86/50 mmHg．
```

　この記載にあるように，25日の再診時も微熱，腹痛，嘔吐を訴えており，前日の急性胃腸炎が改善しないようにもみえましたが，表情からするとそれにしては元気がないという印象でした．カルテに「とくに毒物を食べた様子はない」と記載していますが，これは以下のようなエピソードが伏線にあっての記述でした．

　診察台に横になっているこの子をみたときに，何となく以前みたことがある患者と似ていると感じました．その患者は数年前の4月頃に診た中年女性で，自分で野草を摘んで調理して食べていました．オオバギボウシという野草のつもりで採取したのは，見た目がよく似ているバイケイソウでした．バイケイソウは新芽，葉，茎，根に毒性の強いアルカロイドを含み，その女性は下痢，嘔気，血圧降下，心拍数の減少，めまいがあって受診をしていました．

ちょうど4月であり，「もしかしたら何か野草を食べていないか」と尋ね，またほかの中毒もあるかと考えて，「自宅で誤って家族の薬やサプリメントを飲んでしまったことはないか」と保護者に尋ねましたが，そのようなことはないという答えがあったので「とくに毒物を食べた様子はない」という記載を残しました．

腹部に圧痛があったので便の様子を確認するためにグリセリン浣腸を実施した．反応便があったが，相変わらず腹痛が続き，元気がなく診察台に横になっている．疲れたようにすぐに寝てしまう様子もみられた．そこで再度聴診してみると，心拍数40/分程度の徐脈であることに気がついた．結果としてこの子は**劇症型心筋炎**であり，徐脈の原因は図3に示すように**Ⅲ度の房室ブロック**であった．

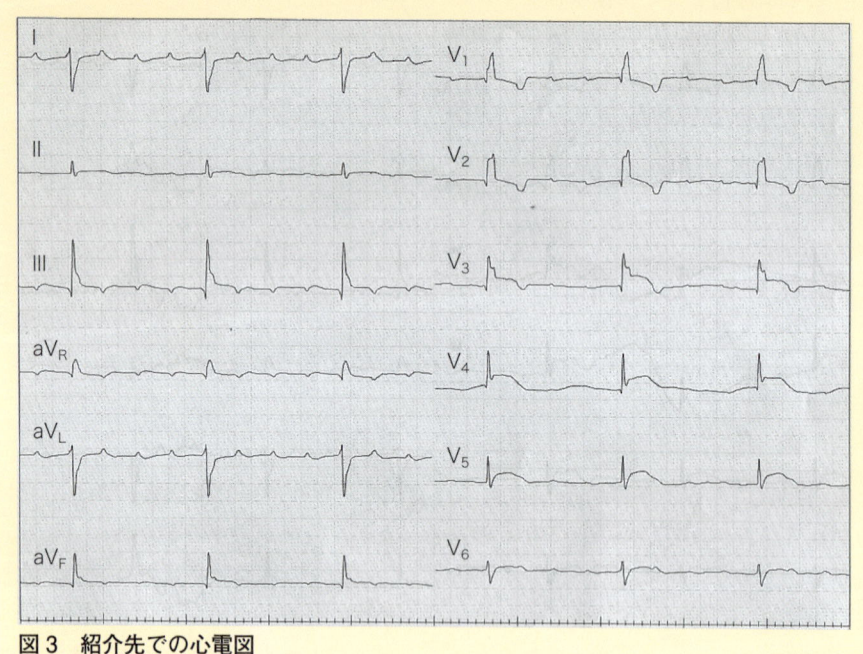

図3　紹介先での心電図

ここで再度カルテを確認してみると，「とくに毒物を食べた様子はない」の記載の後に「胸部　異常なし」の記載があります．その後で浣腸を実施して排便後に診察した際に，徐脈に気がつきました．最初の胸部所見の把握から浣腸後に徐脈に気がつくまで，その間はおそらく15分程度でしょう．Ⅲ度の房室ブロックがこの15

分間に急激に発症したとは思えないので，おそらくこの胸部所見をとったときにも徐脈はあったはずです．前述したようにこの患者を診たときに，バイケイソウを食べて徐脈になった患者を思い出していたという事実があるにもかかわらず「毒物を食べた様子はない」と判断したときに，筆者の頭からは徐脈という鑑別診断が抜け落ちていたのです．聴診器を使って胸部の所見をとる直前に徐脈をきたす疾患を考えていたにもかかわらず，適切な聴診をしなかったために筆者は徐脈という所見を見つけることはできませんでした．ここに示すように，診察に際して鑑別診断から抜けた疾患については，疾患に特徴的な所見をとり損ねる危険性があるのです．

多彩な症状を示す「死の合図に該当(しのあいずにがいとう)」する疾患(→p 2)は，初期症状は軽微なものや非特異的な症状の組み合わせが大部分です．一見軽微な主訴で来院した患者であっても，見逃してはいけない症例については常に鑑別診断に挙げておかなければ適切に主訴や所見をとることは難しいと思われます．

*

さて，見落とすことのできない疾患について知識は十分獲得できました．十分に配慮して，患者が心配していることをすべて聞き出すことができました．重篤な疾患は鑑別診断として常に念頭に置くようにしました．

これであなたは，見落としてはいけない疾患を適切に診断することはできるでしょうか．

4　診断に至る基本的な思考回路を理解する

教科書で疾患を勉強することは重要ですが，残念ながら教科書の知識と，教科書から疾患を理解する勉強法だけでは診断することは困難です．学生などが疾患を覚えるとき，トリアス(三徴候)やよくみられる検査所見を知ることは必要ですし，それは重要なことです．「腸重積とはどのような疾患か」と問われれば，即座に「腹痛，嘔吐，血便」と答える．国家試験などの知識を問われる問題では，このようなことを知っていなければ回答できません．疾患を知る勉強法としては必要なことです．ただ，このように疾患に特徴的な症状や所見は何かという勉強法は，臨床には直接は役立ちません．

教科書的知識として急性虫垂炎には右下腹部に圧痛があり，熱を伴うという考え方に間違いはありません．手術適応となるような急性虫垂炎ではおそらく90％以上が右下腹部の圧痛と発熱を伴うでしょう．しかし，発熱を伴う右下腹部の腹痛の何％が急性虫垂炎かと問われれば，おそらく10％以下です．「発熱がある」「右下

腹部に圧痛がある」，この所見にとらわれすぎると，他の鑑別診断に思いが至らず誤診に至ることがあります．これはなぜでしょうか．

*

インフルエンザの診断を例として説明します．

> **症例5**
> 　5歳の女児．昨日から39℃の発熱が続くと訴えて母親に連れられて来院する．咳，鼻水があり，食欲がない．インフルエンザ迅速診断を実施したところ，検査結果はA陽性であった．今回利用したインフルエンザ迅速診断検査キットの性能として，感度95％，特異度98％であることが，あらかじめわかっている．

さて，この女児がインフルエンザである確率として，下記の6つのうち最も相応しいものはどれでしょうか．

① ほぼ確実(95％以上)　② まあまあ確実(60％以上)　③ きっとそう(40％以上)
④ おそらく違う(40％以下)　⑤ ほぼ違う(5％以下)　⑥ わからない

感度95％，特異度98％という数字から，かなりの確率でこの検査キットは信頼できると考えて「① ほぼ確実(95％以上)」と答える人が多数いることが予想されますが，正解は「⑥ わからない」です．

*

実施した検査結果は陽性か陰性だけであり，疾患としてはインフルエンザであるか否かのみですから，ここで下記のような2×2表を考えます．

インフルエンザ	○	×
検査陽性	a	b
検査陰性	c	d

検査キットの感度とは，本当にインフルエンザのときに正しく診断する確率のことで，上記の表の記号を使うと　感度＝$\dfrac{a}{a+c}$　と表すことができます．

検査キットの特異度は，インフルエンザでないときに正しく違うと判断する確率のことですから，特異度＝$\dfrac{d}{b+d}$　で表現されます．

これらの2つの条件式はすでに与えられているのですが，実際に臨床の現場で最も意味がある数値は，検査陽性のときに本当にインフルエンザである確率，つまり陽性的中率になります．

$$陽性的中率 = \frac{a}{a+b}$$

今回の問題は，感度95%，特異度98% という条件のときに，陽性的中率は何%となるかというものですが，未知数が，a，b，c，d と4つあって，条件式は以下の2つだけです．

$$0.95 = \frac{a}{a+c}, \quad 0.98 = \frac{d}{b+d}$$

当然ながらこの4元連立1次方程式を解くことはできません．ただし，陽性的中率は比率で表されているので，もう1つ条件式が加わると陽性的中率を求めることが可能になります．そこで，この2×2表で，下記に示すように感度，特異度に加えて事前確率を条件式に加えることにします．

$$感度(S) = \frac{a}{a+c}$$
$$特異度(T) = \frac{d}{b+d}$$
$$事前確率(P) = \frac{a+c}{a+b+c+d}$$

比率の問題なので　$a+b+c+d=1$　と置く．
よって
　$P = a+c$
　$S = a/P$　∴　$a = S \cdot P$
　$T = d/(1-P)$　∴　$d = T \cdot (1-P)$
　$T = d/(b+d)$ を b について解くと　$b = d(1-T)/T$
　　　　　　　　　　　　　　　　　$= (1-P) \cdot (1-T)$

結果として陽性的中率は，以下のように表すことができます．

$$陽性的中率 = \frac{S \cdot P}{S \cdot P + (1-P)(1-T)}$$

ここで，感度95%，特異度98% を代入し，かつ事前確率をさまざまな値に変化させてみると，陽性的中率は**表1**のように変化することがわかります．

　陽性的中率は，事前確率，インフルエンザでいえば流行状況に依存する値で，患者が1% では陽性的中率は32% にすぎず，これでは検査陽性＝インフルエンザとは言い切れません．まれな疾患，つまり事前確率が低い疾患については，感度が高い所見であっても陽性的中率は決して高くないのです．しかし，これは誰もが実感していることです．真夏の暑い最中に発熱している患者にインフルエンザ迅速診断

表1　事前確率と陽性・陰性的中率の関係

流行状況(事前確率)	陽性的中率(%)	陰性的中率(%)
患者なし(0%)	0	100
1%がインフルエンザ	32	99.9
5%がインフルエンザ	71	99.7
10%がインフルエンザ	84	99.4
20%がインフルエンザ	92	98.7
30%がインフルエンザ	95	97.9
50%がインフルエンザ	98	95
すべてインフルエンザ(100%)	100	0

検査をしてその結果が陽性であったとしても，発熱の原因がインフルエンザであるという説明に納得する保護者はほとんどいないでしょう．

*

トリアスのように感度が高い症状を覚えるのが学生の勉強法ですが，感度が高くても事前確率が高くない限り，検査陽性が診断に結びつく可能性は大きくありません．このことを思い違いすると，どのようなことが起こるかをお示しします．

症例6

生後5か月の男児．1か月前に尿路感染症の既往がある．
10月19日に「今朝から38.6℃の発熱がある」と訴えてPクリニックを来院する．採尿バッグを用いて検尿を行ったところ，潜血3+，蛋白1+，白血球定性反応2+であり，尿路感染症の既往があるので，尿路感染症再発疑いでQ病院に紹介した．
後日，Q病院から以下のような返事が届いた．

＜Q病院からPクリニックへの報告書＞
10月19日に来院された際に導尿を実施して，尿培養を行いました．*E. coli* が 10^3/mL であり，この結果からは尿路感染症として確定できませんでした．受診翌日から咳，鼻水，喘鳴が出現しています．熱に関しては，10月21日から解熱しています．今後，不明熱を認める場合には，導尿あるいは膀胱穿刺での培養検査のうえ，抗菌薬処方をお願いしたいと存じます．そのうえで有意に菌が検出されるようであれば，膀胱造影など考慮したいと考えております．

表2 カテーテル尿の培養と尿路感染症(仮想データ)

●有病率1%(プライマリ・ケア)

	尿路感染症	非尿路感染症	合計
検査陽性	90	990	1,080
検査陰性	10	8,910	8,920
計	100	9,900	10,000

陽性的中率:90/1,080＝8.3%

●有病率50%(基幹病院,大学病院,小児病院など)

	尿路感染症	非尿路感染症	合計
検査陽性	90	10	100
検査陰性	10	90	100
計	100	100	200

陽性的中率:90/100＝90%
※感度,特異度はいずれも90%と設定する.

　残念ながら,Q病院の医師は基幹病院での診療とプライマリ・ケアでの診療の違いに気がついていないようです.不明熱の患者に対して「導尿あるいは膀胱穿刺での培養検査」を実施したときに尿路感染症を診断する感度と特異度を,計算しやすいように90%と仮定します.また,基幹病院は選別された紹介患者を扱う医療機関であるので,プライマリ・ケアよりも有病率が高くなります.ここでも計算しやすいように,プライマリ・ケアでの尿路感染症の有病率を1%,基幹病院での有病率を50%とすると,「導尿あるいは膀胱穿刺での培養検査」の陽性的中率は**表2**のとおり,プライマリ・ケアと基幹病院で大きく異なります.

　長く基幹病院に勤務する医師は,「導尿あるいは膀胱穿刺での培養検査」をすれば尿路感染症の診断は確実だと思って当然ですが,同じ発想でプライマリ・ケアの医師が導尿あるいは膀胱穿刺を実施すると過剰な検査となり,「あのクリニックでは,子どもが痛がる検査ばかりやっているけれど,診断はあてにならない」と評価されてしまいます.

　感度が高い症状や所見を知っていることは必要ですが,まれな疾患の診断において感度が高い症状があることだけから診断すると過剰診断になりがちです.とくに「見落としてはいけない疾患」はきわめてまれな疾患ばかりです.想定して検査をしたけれど結局違ったと空振りが多くなると,「また違うだろう」と鑑別診断に挙げることも躊躇するようになり,そのときに限ってという形で見落とし誤診をする危険性が生じるのです.

表3 外来で遭遇する重要疾病の経験数調査

疾患名	報告数	総受診者数/報告数
心筋炎	0	―
ムンプス難聴	2	345,427
腸管出血性大腸菌感染症	3	230,284
細菌性髄膜炎	9	76,761
悪性腫瘍	12	57,571
腸重積症	22	31,402
急性虫垂炎	23	30,037
ケトン性低血糖症	47	14,699
川崎病	82	8,425
尿路感染症	202	3,420

総受診者数 690,853 人.
〔藤岡雅司, 他:外来で遭遇する重要疾病の経験数調査. 外来小児科 7(3〜4):366, 2004 より〕

近畿外来小児科学研究会が2年間にわたって外来患者での疾患頻度を調査した結果を**表3**に示します.

ここで調査対象となったのは約69万人の小児科の来院者です.69万人とは1日平均約60人を40年間診察したときに(年間295日換算)相当する数字ですから,小児科医が一生かかって外来で遭遇する子どもの数に近いと思われます.小児科医として心筋炎の初診患者には一度も会わないこともあるということです.このようなまれな疾患はどのように診断するべきなのでしょうか.

2×2表(→p 12)をもう一度ご覧ください.もし感度100%の所見があったとします.例えば,元気がなく,ぐったりしている子どもが受診して,その子が糖尿病ケトアシドーシスであったとするなら,検体間違いなどのエラーがなければほぼ100%尿糖陽性となります.つまり糖尿病ケトアシドーシスで尿糖の検査を実施すれば,感度は100%です.

$$感度 = \frac{a}{a+c}$$

感度100%ということは c=0 ですから,陰性的中率=$\frac{d}{c+d}$ が100%になります.

つまり,尿糖陰性なら糖尿病ケトアシドーシスはない,ということです.

ぐったりしている子どもの尿糖が陽性であっても糖尿病ケトアシドーシスと確定診断はできませんが,尿糖が陰性であればとりあえず糖尿病ケトアシドーシスは除

```
感度が高い検査陽性所見がない → 除外診断
(腹部X線, 尿糖など)           陰性所見の記載
       ↓                        が重要
診断を絞り込むことができる
       ↓
特異度が高い検査陽性所見がある → 確定診断

● 感度の高い検査所見が陽性
  再検でも陽性 → 診断は確定できない
  再検で陰性  ・→ 偽陽性だった, 疾患が軽快した
● 特異度の高い検査所見が陰性
  再検でも陰性 → 疾患は否定できない
  再検で陽性  → 確定診断
```

図 4　検査結果の意味するもの

外できるという意味です．感度の高い所見は，陰性のときに除外診断ができるという使い方が可能です．

医学生の頃に「陰性所見を忘れずにカルテに記載するように」と指導を受けることがありますが，「咽頭所見　異常なし，胸部聴診所見　異常なし」などと陰性所見をただ羅列することを意図しているのではありません．立位腹部単純X線写真で「液面形成を認めない」ことからイレウスを否定するように，診断の過程である疾患を除外するために，その疾患にとって感度の高い所見がないことが読みとれるような書き方が望ましいということです．

では，確定診断はどうするか．同様に2×2表を使うと特異度100%の検査で陽性であれば陽性的中率が100%となるので，確定診断をすることができます．しかし，一般的に特異性の高い検査は特殊な検査であり，侵襲性が高い，コストがかかる，人手が必要，特殊な器材が必要など，プライマリ・ケアの現場では簡単に実施できないものが数多くあります．腹痛を訴える子ども全員に腸重積を疑って治療的診断として注腸造影をすることはありません．頭痛を訴える子ども全員に髄液検査を行うことは不可能です．診断に至る流れは，図4に示す手順が一般的です．

感度の高い所見がないことで除外診断を行い，特異度の高い所見を認めることで確定診断を行います．ただし，有病率の小さい疾病での診断は難しく，そう簡単に確定診断に至ることはありません．診断未定の場合はまた最初に戻り，時間の経過とともに出現する新たな症状や所見を使って除外診断を繰り返し，いずれは確定診断にたどり着くことになります．診断が確定したと思っても，後から新たな疾患が加わることがあります．細菌性胃腸炎の後の腸重積，ウイルス性胃腸炎の後の急性

心筋炎，熱性けいれん様の発症をする急性脳症．まれで重篤な疾患を見落とさずに診断するためには，「診断できた」と安心することなく，疾患が治癒するまで診断を繰り返すことが大切です．

＊

さて，見落とすことのできない疾患について，知識は十分獲得できました．十分に配慮して，患者が心配していることをすべて聞き出すことができました．重篤な疾患は鑑別診断として常に念頭に置くようにしました．感度，特異度，陽性的中率を理解して，治癒するまでは再評価を繰り返すことにしました．

これであなたは，見落としてはいけない疾患を適切に診断することはできるでしょうか．

5 誤診するリスク（危険性）を過小評価するバイアス

十分な知識があり，すべての主訴を聞き出して，重篤な疾患を鑑別診断として念頭に置き，感度，特異度，陽性的中率を理解して治癒するまでは再評価を繰り返せば見落とすことはほとんどないはずですが，それでも重篤な疾患を見逃す危険性はゼロではありません．診断のためにあらかじめできることはすべて行ったと思われるにもかかわらず見落とすのは，どのような場合でしょうか．

車の整備も十分行った，運転免許も取得して忘れずに携帯している，これから走る道路も舗装された幹線道路でとくに危険な個所はなく，信号機や道路標識も整備されている．それでもついうっかりスピードを出しすぎる，あるいは脇見運転や一時停止無視などをすると事故を招いてしまいます．「いまなら大丈夫」「平気，平気」「こんな時間に対向車など来ないに決まっている」「歩行者はいないだろう」，このような勝手な思い込みから交通事故を起こすことがあります．「いつもはちゃんとやっているのに，このときに限って確認をしなかった」，このような言い訳は通用しません．いつもはちゃんとやっているからといっても，見落としによる事故が取り消されることはありません．このようなミスをしないためにはどうしたらよいでしょうか．

＊

この手のミスでは「確認の徹底」は事故予防になりません．制限速度や一時停止の標識を再度見たとしても，同じミスをするはずです．俗にうっかりミスと呼ばれるこのタイプの見落としの原因は，誤診するリスク（危険性）を過小評価するバイアスです．ルーチンの手順の一部を省略することや，思考を中断することが失敗を招

く危険性があることは十分理解していながら，何らかの理由で手を抜いてしまうのです．この失敗が起こる危険性を過小評価してしまうバイアスとして代表的なものを以下に示します．

❶ 思い込みがあった

思い込みには，先入観と代表性があります．
慎重に診断の手順を踏むことなく1つの診断を決めつけることが先入観です．

> 例 腹痛と発熱から急性虫垂炎と思い込んでいたが，実は感染を伴う腸重積だった．

> 例 紹介状の診断が急性胃腸炎だったので急性胃腸炎として対応したが，糖尿病ケトアシドーシスだった．

代表性とは，幅広い概念を含んでいるか重症度がさまざまである疾患のごく一部だけを想定して判断することです．

> 例 発熱を伴うけいれんの児に対して，熱性けいれんと診断して通常の手順どおりにダイアップ®坐剤を挿入して帰宅させたが，髄膜炎だった．

❷ アンカリング

アンカリングとは錨を降ろすという意味です．船は錨を降ろすとその場所から動くことはできません．本来は来院する患者1人ひとりが独立事象であるはずの診断ですが，直前に行った判断が次の診断に影響を及ぼしてしまうことを表しています．

> 例 とある保育所で胃腸炎が流行して，嘔吐を訴える子どもが朝から何例も立て続けに来院している．また同じ保育所から嘔吐の子どもが来た．症状も同じなので胃腸炎と診断したら，心筋炎だった．

❸ 必要性

何らかの理由をつけて「そう判断せざるをえなかった」と考えることが，別の判断の妨げになることを示しています．

> **例** 3歳の児で嘔吐が続き体重減少が10%以上あったので，輸液が必要と判断して大量輸液を実施した．容量負荷によって脳圧が亢進してけいれんがみられた．実は脳腫瘍であった．

❹ 慣れ

常日頃から頻繁に実施している判断について，個々に検討をすることを省略してしまうことが慣れによる誤診を招きます．

> **例** 高校生の女子がMRワクチン接種を目的に来院した．MRワクチン接種は普段から数多く実施している．一見して健康な高校生であったため接種したところ，後から妊娠していたことが判明した．

❺ 稀有性

滅多にないことだからと考えて，個々の判断を省略してしまうことがあります．

> **例** この医療機関では来院時にトリアージナースがパルスオキシメータでSpO_2と心拍数を測定して，あらかじめカルテに記載している．生後5か月の女児のSpO_2は99%，心拍数は185/分であった．啼泣時などの頻脈はよく認められることであり，その一方で心疾患は滅多にないことからそのままにしていた．実際は拡張型心筋症であった．

❻ 時間的な逼迫

早く仕事を終えたい理由があった，保護者の都合で早く診察を終えてほしいと要望があったなど，時間に制約があったために判断や手順が通常どおりに実施されず，誤った判断に至ることがあります．

> **例** 診療終了間際に嘔吐のみを訴える乳児が来院した．全身状態が良好であったので，翌日再診としたら，腸重積で夜間に緊急入院となった．

❼ 担当者の心身の健康状態

医療スタッフの健康状態が思わしくなかったために，その場で適切な判断ができないことがあります．

> **例** 看護師が頭痛のために一瞬判断を誤った．あるいは医師が家庭での悩みごとのためにうわの空で診察をした瞬間があった．結果として十分な病歴聴取と診察ができずに，急性虫垂炎を見落とした．

❽ スタッフの連携不足

チームプレーで診療を実施している医療機関で，教育不足や些細ないがみ合いなどのために個々の職員の間で意思疎通できないことが誤った判断に至ることがあります．

> **例** 受付から看護師や医師に紹介元から電話で受けた情報が十分に伝わらなかった．あるいは待合室で看護師が異常な眼球上転があることに気づきながら，医師に伝えなかった．必要な情報が不足したために脳炎であることが判断できなかった．

❾ 利害関係

診療を担当している医師，あるいは医療機関にとって有利になるという判断が，適正な手順や診断の妨げになることがあります．

> **例** たまたま自分のお気に入りの著名人が子どもを連れて受診した．会話をすることが楽しくて，診察所見の一部をとり忘れたために診断が疎かになった．

❿ 限界を超えた多忙

　個々の診療スタッフの能力を超える多忙は，必要な手順や判断を省略することを強いるために，見落としの要因になることがあります．また，長い待ち時間から患者側の不満や疲労を招き，丁寧に症状を伝えようという気持ちが失せてしまうと，正しい診断には至らないことがあります．

> **例** インフルエンザ流行時に待ち時間が1時間を超えて患者もイライラするため，落ち着いて主訴を話す状況が確保できず，診断に見落としがあった．

> **例** 体調不良のために看護師が欠勤し，いつもより少ない人数でいつもと同じ診療を遂行しているために診察介助が困難で，血液検査をためらって省略して，急性虫垂炎を見落とした．

＊

　❶〜❿で述べたような状況が，誤診に至る危険を過小評価するバイアスであることをまず知っておくことが重要です．知らないことには気づけません．普段は適切に診断行為をしている人であっても，このような条件になると"つい，うっかり"誤診をする，見落とす危険があるという認識があれば，対応することも可能になります．

　これらのバイアスは，いずれも認知の歪みそのものです．目の前に示された誤診の危険性に気づいていながら，忙しかったからなどの理由で「まあ，大丈夫だろう」などとその危険性を小さく評価してしまうのです．危険性を過小評価する影響力を矯正して，自分自身が理解しているレベルの危険性を再認識することが対応法となります．「このままでは自分は見落とすかもしれない」と自覚して，見方を変えることが必要です．

　1つの方法は自分の認識を是正する儀式をあらかじめ用意しておくことです．これらのバイアスに気がついたとき，「危ない危ない，見落としをするところだった」と自分を落ち着けるために，他人からみると奇妙なものであっても，何か自分の五感に訴える行為を決めておくとよいでしょう．席を外して水を飲む，その場で立って外の景色を見る，髪の毛を引っ張る，机の下でこぶしを握りしめる，どのようなものでも構わないのですが，自分自身をリセットする方法を考案して自分を戒めることが有効です．

　もう1つの方法は他人に指摘してもらうことです．これも重要な手段となりま

す．職場の上下関係は指揮命令系統としては必要ですが，ミスを見つけるときの関係は対等です．傍目八目，むしろ当事者でないほうが正しい判断ができることがあります．大人より子どもの判断が正しいこともあります．保護者からの指摘も侮ることはできません．しかし医療がチームプレーで行われている以上，認知の歪みを是正できる人物は同僚であるスタッフが最適です．誰かスタッフが気づいていながら，あのときが診断ミスを回避できる最後の機会だったという後悔に至らないように，常日頃の意思疎通を風通しよくしておく必要があります．

＊

図5をご覧ください．どのような情景が描かれているでしょうか．栓がしてある壺，あるいは瓶が水面に波紋を作っています．その瓶に描かれているものは，イルカの群れです．この絵を見て5歳の子どもがいった「可愛いね」という言葉に，その父親はどこが可愛いのかがわからなかったそうです．

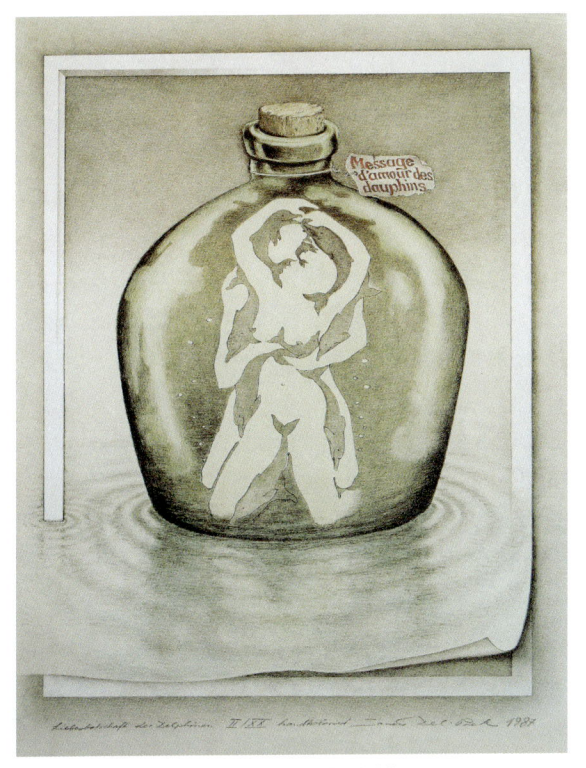

図5 Die Liebesbotschaft der Delphine
(©Sandro Del-Prete sandrodelprete.com)

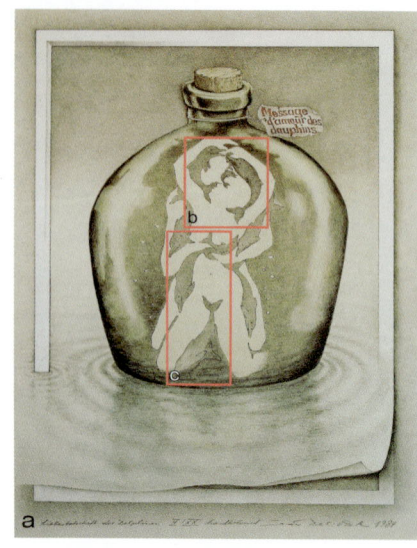

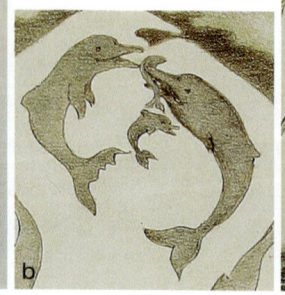

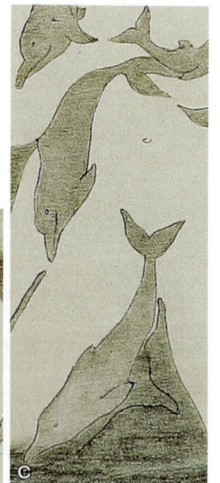

図6 見方を変えてみると…

　イルカが見えない人に説明します．
　赤枠で囲んだ部分を拡大してみました．図6bでは向かい合う親イルカとその間に子どものイルカ，図6cでは下に向かって泳ぐイルカが描かれています．
　多くの人は男女が描かれている絵と判断しますが，イルカの絵といわれてもまだわからない，この赤枠の中を注目して初めてイルカの絵であることに気がつくようです．いったん思い込むと，ちょっとしたことでは自分の認知を変えることは難しい，他人から指摘を受けて初めて，違う見方が可能になるということです．

＊

　診断の見落としに至る認知の歪みは同僚のスタッフに指摘されることによって，是正することが可能です．「先生，体調悪くないですか？」「何か焦っていませんか？」「今日は嘔吐の患者さんが多いですね」「何かこの患者さん，顔色悪そうですよ」「先生，あのお母さん，お気に入りの方でしょう」，このような何気ない指摘をする会話で，自分が置かれている状況を見直すことができます．「先生，当直明けですか？眠そうですよ」と直接的な指摘もあるでしょうし，「今日は，連休明けでさすがに患者さんが多くて，忙しいですね」という漠然とした指摘もあります．いずれも認知の歪みを矯正するよい機会となるので，無駄な会話ではありません．
　自分で気がつく，あるいは他人から指摘されることによって，見落としの危険性を過小評価するバイアスから抜け出すことができるのです．

見落とすことのできない疾患について，知識は十分獲得できました．十分に配慮して，患者が心配していることをすべて聞き出すことができました．重篤な疾患は鑑別診断として常に念頭に置くようにしました．感度，特異度，陽性的中率を理解して，治癒するまでは再評価を繰り返すことにしました．診断に至る思考過程も理解し，うっかりミスをしない配慮もできます．
　これであなたは，見落としてはいけない疾患を適切に診断することはできるでしょうか．

＊

　あと1つだけ，条件があります．これらを常に継続すること，それが最も重要です．昨日までしっかりと診療をして見落としをすることがなかったとしても，見落としをしたことがないという過去の実績が今後も誤診しない状況を保証するものではありません．努力を続けていることが，たまたま見落としがない状況を継続させているだけです．どのような軽微な症状，訴えの来院患者に対してでも，見落としのないような診療を継続することが大切です．
　最後にもう一度まとめてみますが，以下の5つの点をよくみると普段考えていること，実践していることの再確認にすぎないという人が多いと思います．適切な診断をするための近道はありません．時間の経過とともに明らかになる主訴所見を見逃さず，疾患が治癒するまでこれらを繰り返すことが重要です．

- まずは勉強する，疾患を知る．
- 丁寧に問診をする．主訴を聞き出す．
- 鑑別疾患を常に念頭に置く．
- 感度，特異度，陽性的中率を考えて診察所見を判断する．
- うっかりミスを避ける．

（崎山　弘）

第 2 章

ケースブック

本書では，最初から正しい診断を付けられた，かっこいい症例は出てきません．じっくり診察するなかで，いくつかの「鑑別診断」を考え，「最終診断」にたどりつきます．正しい診断に変化する 転機 がどこにあったのか，その転機からどのような「教訓」が得られたのか，本章を読みながら小児科医の思考過程を追体験してください．

さあ，患者さんがやってきました．あなたは何を診て，どんな診断を考えますか？

（患者の特定を防ぐため，診断過程に影響がない範囲で変更を加えています）

日齢 20 男児．初期診断：上気道炎

Case 1 最悪を想定した対応が生命を救った！

症例

診療経過

　総合病院の午後の外来．日齢 20 の男児が，母親に連れられ，「数日前から鼻汁が出ており，呼吸が苦しそう」とのことで，15 時頃に自宅近くの病院を受診した．母乳はこれまでどおり授乳はできており，とくに機嫌が悪いわけでもなかった．5 歳になる姉が少しかぜ気味とのことであったが，姉に熱はなく病院を受診するほどの状態ではなかった．

　本症例の妊娠中の経過に問題はなく，満期産の経腟分娩であり，出産時にとくに問題はなかった．出産後の経過も問題なく，体重も順調に増加していた．

　外来の担当医が診察したところ，バイタルサインは体温 37.6℃，呼吸数 56/分，心拍数 150/分，SpO₂ 97%（room air）であった．呼吸様式は軽度の鼻翼呼吸や肋骨下の陥没呼吸など，努力呼吸を認めたが，呼吸音は分泌物によると思われる鼻閉音が聞かれる以外に異常はなかった．心臓の聴診は奔馬調律（gallop rhythm）ではなく，肝腫大も認めなかった．末梢循環も良好であった．

鑑別診断 1：上気道炎

　同胞に感冒症状があり，家族内で感染した可能性が高いと考えた．努力呼吸は認めたが，症状は軽微であり，酸素需要はなく，授乳もしっかりできているとのことであったので，自宅での鼻吸引の仕方を指導し，このまま経過観察をしようと考えた．

鑑別診断 2：先天性心疾患による心不全

　新生児期の呼吸器症状は，絶えず先天性心疾患による心不全を鑑別に挙げる必要があるが，本症例では体重増加不良など心不全に伴う症状がないこと，肝

腫大や末梢循環不全の徴候がないことなどから，この時点での心不全の可能性は低く，精査は必要ないと考えた．

📋 鑑別診断3：重症化するおそれのある感染症……RSウイルス感染症

　新生児期の軽度の鼻汁程度でも無呼吸発作を起こす可能性のあるRSウイルス感染症は除外しておかなければならないと考え（転機1），RSウイルス抗原検査を行ったところ陽性であった．

　今後重症化する可能性を想定し，入院して呼吸状態をモニターすべきであると判断したが，入院設備のない施設であったため高次医療機関へ転院させることとした．自家用車での移動も検討されたが，転院を待っている間に呼吸を休むようになってきた．徐脈や低酸素にはならなかったが，刺激をしなければ10秒程度呼吸を休むようになったため，医師が同乗し救急車による搬送が妥当と判断した（転機2）．なお搬送中はとくに有害事象はみられなかった．

　その後，搬送先の病院で頻回に無呼吸発作をきたすようになり，緊急気管挿管が施行された．集中治療室にて管理され，約2週間の入院を要したが後遺症なく退院した．最悪を想定し先手を打って対応したことで，救命につなげることができた事例であった．

教訓

転機1 新生児期の鼻汁・鼻閉は症状が軽くても慎重に対応すべき

　新生児期のRSウイルス感染症は，本症例のように無呼吸発作を起こすことがあるため慎重に対応する必要がある．RSウイルスによる無呼吸発作の危険因子としては低年齢であること（とくに生後2か月未満）や早期産児であることが知られている．また必ずしも発熱を伴わないことや中枢性無呼吸を起こすことも特徴である[1]．年長児のRSウイルス感染症では呼吸窮迫を伴い，徐々に呼吸状態が悪化していき，発症後5日目前後で症状のピークを迎えることが一般的であるが，無呼吸発作は5日よりも早期に発生し，呼吸症状の悪化とは必ずしも一致しない[2]．その頻度は決して多くはないと考えられているが，無呼吸に気づかれなければ重篤な問題に至るため，慎重な対応が必要である．

なお，救急室において診療する際は，生後2か月に満たない患児に鼻汁・鼻閉症状があれば，できる限りRSウイルス抗原の迅速検査を行い，陽性であれば最低数日間は呼吸状態を密に観察できる環境に患児を移動させるようにしている．これに対して年長児のRSウイルス感染症は主に下気道感染症であるが，RSウイルス抗原の結果が診療内容にほとんど影響することはなく，結果が陽性であっても陰性であっても，患児に行うべきことや入院の判断基準に影響はしないため，非常に限られた状況においてしか迅速検査をする必要はないと考えている[3]．

転機2 救急の現場では最悪を想定して行動すべきである

入院設備をもたない病院で発生した事例を救命することができた理由の1つは，最悪を想定して先手を打って対応したことにあると考えている．とくに救急の現場では，さまざまな資源（人，物，時間，情報など）が限られている．このように制約を受ける環境であっても，確実に子どもたちの命を救うためには，情報がそろってから初動を開始しては対応が遅れることがある．想定しうる最悪の事態が生命に関わるものであれば，早めに応援を呼び，安全に対応できるところへ状態が落ち着いている間に移動させるほうがよい．そういう意味では初診医の判断は，適切であったといえるであろう．

救急車による高次医療機関への搬送に医師が同乗することについては，医師側からすると同乗することにより自施設の人員が減るため困難と感じるかもしれないが，一般的に施設間を移動する患者は，患者が送り先の施設内に入るまで送り元の施設に診療における責任があると考えられている．とくに患者の状態が生命に関わるものであればなおさら，できる限り対応する必要がある．なお，移動に関わる救急隊員は小児（とくに新生児や乳児）への対応に不安を持っていることが多い．これはそもそも小児は重症患者が少ないため，救急隊員が経験を積む機会が限られていることも影響している．このような事情もあり，本症例のような年少児の重症患者の搬送に，送り元の医師が同乗する判断は正しい．

最終診断

RSウイルス感染症による無呼吸発作

T I P S
● RS ウイルスに感染した生後 3 か月未満の発熱児の精査

　生後 3 か月未満で発熱した乳児の RS ウイルス迅速検査が陽性であった場合，この年代の乳児に一般的に行う感染症の精査（血液検査，尿検査など）を施行すべきかどうか悩むところかもしれない．しかし，RS ウイルス感染症が尿路感染症と合併することが報告されていることもあり，RS ウイルスの迅速検査の結果にかかわらず，発熱児への対応を行うべきであろう．

■文献
1) Schiller O, et al: Central apnoeas in infants with bronchiolitis admitted to the pediatric intensive care unit. Acta Paediatr **100**(2): 216-219, 2011.＜イスラエルの PICU において行われた調査．無呼吸発作の有無で 2 群に分けて比較し，無呼吸発作の危険因子を調べたもの＞
2) Arms JL, et al: Chronological and clinical characteristics of apnea associated with respiratory syncytial infection: a retrospective case series. Clin Pediatr **47**(9): 953-958, 2008.＜外来受診した基礎疾患のない子どもたちのうち，無呼吸発作を起こす患児の危険因子は何であるかについて調査したもの．オンラインで読める＞
3) Ralston SL, et al: Clinical practice guideline: The diagnosis, management, and prevention of bronchiolitis. Pediatrics **134**(5): e1474-e1502, 2014.＜米国小児科学会から発表された細気管支炎の診断，治療，予防に関する医学的根拠に基づいたガイドライン．2006 年に出版されたガイドラインの改訂版＞

（井上信明）

日齢 27 男児．初期診断：左鼠径ヘルニア

Case 2

疑えば攻めろ！

症例

診療経過

　日齢 27 の男児が，当日の午前 11 時頃から激しく泣き出すようになった．なかなか泣き止まないこと，また泣き方がこれまでと異なることを心配した母親が，自宅近くのクリニックに患児を連れて受診した（転機 1）．クリニックで診療した医師は，左陰嚢部の発赤と腫脹に気づき，鼠径ヘルニアの嵌頓を疑い，当院救急室へ紹介となった．嘔吐や哺乳力低下などの症状はなく，明らかな局部の外傷歴もなかった．

　満期産で正常分娩，出生時体重は 2,904 g であった．周産期の母体に感染徴候はなく，B 群溶連菌も陰性であった．生後 4 日目に黄疸を認めたため光線療法を受けたが，とくにその後問題は指摘されていない．家族歴に特記事項なし．

　身体診察は，体温 37.5℃，心拍数 162/分，呼吸数 48/分，血圧（収縮期のみ）95 mmHg，SpO$_2$ 98% であった．頭頸部や胸部には診察上異常を認めなかった．腹部は軽度膨満していたが，腫瘤は触れず，末梢冷感も認めなかった．

鑑別診断 1：鼠径ヘルニア

　鼠径部から会陰部を診察したところ，左陰嚢を中心に発赤と軽度の膨隆を認め，触診すると再現性のある啼泣を認めた．しかし鼠径部の腫瘤や圧痛は認めず，鼠径ヘルニアが原因で啼泣しているのか疑問に感じられたため，超音波検査を施行した．超音波検査では鼠径ヘルニアを疑わせる所見は認めず，また精巣や精巣上体の異常を認めなかった．しかし実際に同部位を触ると啼泣が激しくなることから，炎症所見を認める皮膚病変の圧痛による啼泣と思われた．

鑑別診断2：蜂窩織炎

　皮膚の感染症として，蜂窩織炎を一番に考えた．しかし同時に啼泣が激しいため蜂窩織炎より重症である壊死性筋膜炎も想定し，血液検査など追加し鑑別を試みた．

鑑別診断3：壊死性筋膜炎

　最終的に血液検査の結果に有意なものはみられなかったが，鼠径ヘルニアとの鑑別のために施行した超音波検査で左陰嚢底部の皮下組織と筋層の間に液体貯留像(low echoic lesion)を認め，壊死性筋膜炎が疑われた．泌尿器科医にコンサルトしたところ，手術適応と判断され，コンサルトして2時間後には病変部位の緊急手術(デブリードマン)が行われた(転機2)．術後行われた病変の病理像は，壊死性筋膜炎に矛盾しないものであった．また創部の培養から *Streptococcus agalactiae* が検出され，起因菌であると考えられた．術後は抗菌薬治療が継続され，とくに合併症なく退院となった．

教訓

転機1　母親の言葉に耳を傾け全身を診察する

　「普段と泣き方が異なる」という母親の訴えにも耳を傾け，しっかりとおむつの中まで全身を診るという前医の診療姿勢が，まず本事例の転機となった．これは「普段と泣き方が異なる」という母親の曖昧な訴えにも真摯に対応したこと，そして全身をしっかりと診察したという2つの要素に分けることができる．

　言葉を話すことができない乳児にとって，泣くということは自分を表現する方法の1つだが，その理由は痛み，空腹，眠い，不快など多岐にわたる．泣き声と一言でいっても，泣き声のなかに声の高低や大小，また啼泣の持続時間や息継ぎをするために泣いていない時間などの要素が含まれる．そして泣く理由によってこれらの要素に違いがあり，母親はその違いを聞き分けることができるという調査が過去複数みられる．したがって「痛がっていると思う」あるいは本事例のように「普段と泣き方が異なる」との母親の訴えがあれば，本当に痛がっているのかもしれない，

普段と異なる事態が発生しているのかもしれない，と考えて，対応すべきであろう．

　過度の啼泣(excessive crying)は，小児救急医療の現場では悩ましい主訴の1つである．しかし66％近い症例は，病歴と身体診察により原因を特定でき，また外観の悪さと重篤な原因とは相関していたと報告されている[1]．この身体診察には裂肛の有無を確認することや本事例のように陰嚢部を確認すること，また手指の先に痛みの原因となるものがないかを確認することも含まれる．文字どおり頭の先から足の先まで詳細に診察するということである．本事例では，最終診断は異なってはいたが，前医がこの基本に忠実にしっかりとおむつをあけて中を確認しなければ，発見が遅れ，全身状態の悪化を招いた可能性がある．やはり基本は疎かにしてはいけないということがあらためて認識できた事例である．

転機2 迅速な対応が救命につながる

　鼠径ヘルニアの嵌頓は緊急度が非常に高い状態である．そして壊死性筋膜炎もきわめて緊急度の高い疾患である．本事例は前医から筆者らへの紹介も迅速に行われ，スムーズに診療を引き継ぐことができた．また壊死性筋膜炎が疑われるという筆者らの訴えに外科系医師が瞬時に対応してくれ，救命につなげることができた．

　本事例は前医が鼠径ヘルニア嵌頓を疑ったため，確認の意味も込めて超音波検査を施行し，結果的にはこの超音波検査の結果が診断に結びついた．通常，皮膚の発赤や疼痛が症状の中心であれば，蜂窩織炎をまず考え，鑑別として壊死性筋膜炎を考える．両者を鑑別するためには，白血球数などの炎症を示唆する血液検査の所見をもとに考える方法もあるが，限界もある〔一般的に成人患者ではLaboratory Risk Indicator for Necrotizing Fasciitis (LRINEC) scoreというWBC, CRP, Hb, Na, Cr, 血糖の値をスコアにし，壊死性筋膜炎のリスクを評価する指標が有用ともされているが，スコアがゼロでも壊死性筋膜炎の症例は存在していることが指摘されている〕．臨床の現場では症状増悪の時間経過などから推察したりすることが一般的であり，有用性を示す報告[2]はあるものの超音波検査を施行することは少ない．本事例も実際局部を触るたびに激しく啼泣したために，壊死性筋膜炎は鑑別に挙げられてはいたが，検査所見からの鑑別は不可能であった．本事例が迅速な診断につながったのは，迅速な対応を求めた前医のおかげでもあったといえる．本事例から学ぶべきことの1つは，皮膚の炎症所見をみたときに壊死性筋膜炎も想起し，少しでも疑われる場合は積極的に鑑別をするということであり，まれであっても致死的な疾患は必ず除外するという基本につながることであろう．

最終診断

陰嚢の壊死性筋膜炎

TIPS

●壊死性筋膜炎の臨床

　壊死性筋膜炎は糖尿病などの基礎疾患をもつ成人の四肢や会陰部にみられることが多く，早急に創部のデブリードマンなどの介入をしなければ，きわめて予後が悪い．新生児期の壊死性筋膜炎は，臍周囲の炎症を原因とすることが最も多く，局所の発赤や腫脹が急速に広がり，同部位が変色し壊死することが特徴とされる．発熱や頻脈，白血球増多は多くの例で認めるが，必須ではない．致死率は60%近く，疑われるときには抗菌薬投与や全身管理と合わせ，積極的な外科的介入が必要となる[3]．

■文献
1) Freedman SB, et al: The crying infant: diagnostic testing and frequency of serious underlying disease. Pediatrics **123**(3): 841-848, 2009. ＜1歳未満の無熱児で激しい啼泣や不機嫌を主訴に救急室を受診した237人の患児を対象に，重篤な疾患が原因となっていた頻度，また原因を特定するために有用な検査について調査したもの．その結果，生後数か月までであれば尿検査が有用であるとされている＞
2) Yen ZS, et al: Ultrasonographic screening of clinically-suspected necrotizing fasciitis. Acad Emerg Med **9**(12): 1448-1451, 2002. ＜成人患者が対象ではあるが，超音波により筋組織と皮下組織の間に4 mm以上の液体貯留像(low echoic lesion)を認めると壊死性筋膜炎と診断できるとし，その感度は88%，特異度は93%であった＞
3) Hsieh WS, et al: Neonatal necrotizing fasciitis: a report of three cases and review of literature. Pediatrics **103**(4): e53, 1999. ＜3例の自験例に加え，66例の新生児期に発症した壊死性筋膜炎の報告をまとめた総説＞

〈井上信明〉

36　第2章　ケースブック

> 日齢15男児．初期診断：汗疹

MiniCase 1　当初あせもと思われていたが…

症　例

診療経過

　在胎40週0日，2,926gで出生の男児．日齢5に母親とともに退院して，自宅で過ごしていた．臍部からの滲出が続いていたため，連日消毒を行っていたほかは，特記すべきことはなかった．

　日齢7に眼脂が出現した．退院時に処方された点眼薬を使用し様子をみていたところ，日齢13に汗疹のような皮疹が体に出現したとのことであった．その翌日，鼻や口周囲，鼠径部に発赤，びらんが出現した（転機）．日齢15にはびらんが拡大し，当院を受診した．顔面・頸部・腋窩・臍部・鼠径部・外陰部に一部びらんを伴う発赤がみられ，とくに顔面では眼・鼻・口周囲の発赤が融合し，口囲には亀裂や痂皮を認めた（図1）．粘膜疹は認めなかった．発熱はなく，血液検査所見でもとくに異常はなかったが，最近哺乳が進まなかったという．血液培養で菌を認めず，臍部からはMRSA（コアグラーゼI型）が検出された．

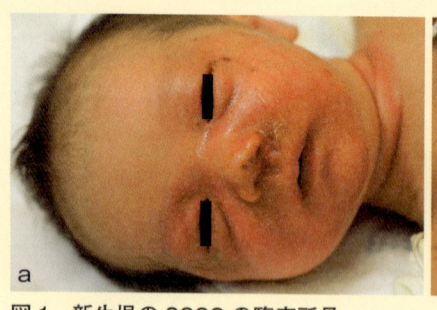

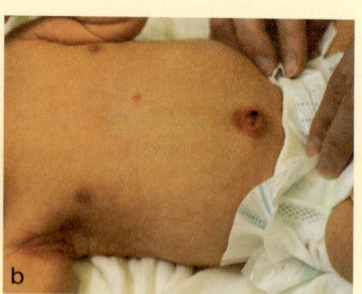

図1　新生児のSSSSの臨床所見
a：顔面．b：体幹．

教訓

転機 皮疹の性状が変化したときは，あらためて診断を見直す

　眼囲，口囲，間擦部（頸部・腋窩・鼠径部など）に発赤を認めるのは，ブドウ球菌性熱傷様皮膚症候群（staphylococcal scalded skin syndrome：SSSS）の典型的な

早期所見である．本疾患の原因である黄色ブドウ球菌の表皮剥脱毒素は，皮膚の角化細胞間の接着に関わる蛋白であるデスモグレイン1を特異的に切断する．そのため，皮膚においては角質直下〜顆粒層のレベルでびらんを生じるが，デスモグレイン3が多く発現する粘膜にはびらんを生じない(口唇唇紅部は侵される)．SSSSの早期所見である発赤で診断できない場合は，次の所見であるびらんがみられた時点で，あらためて全身をみて判断すべきである．

　なお，SSSSは，小児期の発症で軽症であれば，経口摂取も可能であり外来通院で加療できる場合がある．しかし，新生児期においては腎クリアランスが低いために表皮剥脱毒素の蓄積が起こりやすく，重症例では敗血症から肺炎，心内膜炎を起こし死亡する例がある．したがって，新生児期の発症では，入院のうえ，全身管理を十分行いながら治療する必要がある．リッター新生児剥脱性皮膚炎(Ritter's disease, dermatitis exfoliativa neonatorum Ritter)という用語は新生児のSSSSとしてとらえられており，「外来で帰してはいけない」疾患の1つである．

最終診断

リッター新生児剥脱性皮膚炎
(新生児のブドウ球菌性熱傷様皮膚症候群)

（定平知江子）

Case 3　2か月男児．初期診断：急性胃腸炎

診断の最大のヒントは家族の話のなかにある

症例

診療経過

　生後2か月の男児．「昨日より吐くようになった」と母親からの訴えがあり受診した．

　在胎35週6日，2,530 gで出生．新生児一過性多呼吸があり一時的に酸素投与を行ったが，日齢1からは経口哺乳を開始して，その後問題なく経過していた．

　今回の経過は次のとおりであった．受診前日夕方に非胆汁性嘔吐が2回あり近医を受診したが，全身状態は悪くなく，母親に胃腸炎症状があったため胃腸炎の始まりであろうといわれた．嘔吐を繰り返すようなら再度受診するように指示され，帰宅となった．受診当日も嘔吐を繰り返していたが，近医休診のため，当院を受診した．

　患児は生後より完全母乳栄養であったが，母親が胃腸炎に罹患した受診2日前より人工乳も使用していた（転機❶）．受診当日は，哺乳はまずまずできており，排尿も十分に認められるとのことであった．排便は受診前日の晩が最終で，いつもの便と変わりないとのことだった．

　診察では活気はまずまずであり，前日近医で測定した体重とほぼ同じであった．体温37.1℃，心拍数130/分，呼吸数42/分でバイタルサインは問題なく，胸部聴診所見も呼吸音清，心音整で心雑音は聴取しなかった．腹部は軽度膨隆があるものの，軟で腸蠕動音は正常であった．大泉門平坦でツルゴール低下や四肢末梢冷感もなく，毛細血管再充満時間（capillary refilling time）も2秒未満だった．

鑑別診断1：急性胃腸炎

　病人（母親）との接触（sick contact）や疾患の頻度から，急性胃腸炎の初期で

今後下痢が出現するものと考えた．月齢も考慮し，補液を行ったが，血液検査では脱水の所見はなく，炎症反応の上昇も極軽度であった．補液中嘔吐が1回あったが非胆汁性であり，少量ずつであれば哺乳可能で排尿も認めたため，少量頻回哺乳を指導した．今後下痢が出現する可能性があることや，嘔吐が続き排尿が少なくなった場合・ぐったりしてきた場合など，親からみて気になる様子があれば受診するよう指示し，帰宅とすることにした．

その前に，第1子であり母親の心配も強く，発熱がなく下痢もまだないのに胃腸炎と言い切れるのかという問いに対して，下記鑑別疾患を挙げた．

鑑別診断2：肥厚性幽門狭窄症

自宅では1回量が多く噴き出すような嘔吐であったとの話を母親から聞き，好発年齢としてはやや高いものの男児で第1子であることからも，代謝性アルカローシスや低クロール血症がまだ出現していない初期の肥厚性幽門狭窄症の可能性を考え，腹部超音波検査を施行した．しかし，幽門筋の肥厚や延長はなく，胃の蠕動波が幽門を通過することも確認でき，肥厚性幽門狭窄症は否定的と考えた．

鑑別診断3：中腸軸捻転症

胆汁性嘔吐はないものの，腹部超音波検査施行の際に念のため腹腔内上腸間膜動静脈の血管走行を確認した．しかしそれらは正常走行であり，中腸軸捻転症は否定的と判断した．

上記より外科的疾患は否定的であり，急性胃腸炎の可能性がやはり一番高いと考え，同日は帰宅とした．

帰宅後，嘔吐が続き水様便も出現．嘔吐したものに血液が混じっていたとのことで翌日再度受診した．体重減少も認めていたため，同日入院とした．急性胃腸炎の診断で禁乳として，補液を行った．血性嘔吐に関しては表層性胃炎や急性胃粘膜病変を考え，H_2受容体拮抗薬投与で経過観察とした（転機2）．

入院3日目には嘔吐・下痢ともに消失し，母親の体調も戻っていたため母乳を再開した．その後は哺乳良好であり体重減少も改善傾向であることも確認

し，入院5日目の時点で翌日の退院を予定した．同日夕方，母親の付き添いがなく入院後初めて人工乳を飲ませたところ，その4時間後より再度嘔吐が始まった．

この時点で人工乳による新生児・乳児消化管アレルギーを考え，再度禁乳・補液管理とした．症状が落ち着いたところで母乳と高度加水分解乳(ニューMA-1®)で経過観察したところ症状再燃はなく，上記診断とした．

また後日提出したミルクのアレルゲン特異的リンパ球刺激試験(allergen-specific lymphocyte stimulation test：ALST)は陽性であった．

教訓

転機1 病歴聴取が大事である

当院初診時に母親より「もともとは完全母乳栄養であったものの，私が胃腸炎に罹患した際より人工乳も使用している」という情報を得ていた．しかし，母親に胃腸炎症状があるという点にとらわれてしまい，大事な情報を生かせなかった．上記情報を念頭に置いて診療にあたり当該疾患を当初から想起していれば哺乳再開の際に人工乳を使用することはなく，児に負担をかけることもなかったと考える．また後日確認したところ，父親はアトピー性皮膚炎と花粉症，母親は気管支喘息と花粉症と濃厚なアレルギーの家族歴があったことも判明した．

本症例では母親自ら哺乳状況に関しては細かい情報を話してくれたが，嘔吐を主訴として来院した際，嘔吐回数・1回量・性状・嘔吐時の状況(哺乳との関連性)および随伴症状などに関して詳細に聴取し，医療者は情報の取捨選択を適切に行わなくてはならなかった．これはどの主訴で来院した場面でも通じることである．

転機2 思い込みは危険

初診時も家族歴より急性胃腸炎を鑑別診断の第1に挙げて診療にあたったものの月齢などを考慮し，ほかにも鑑別疾患を挙げ診療にあたった．翌日再診時には新たに下痢も出現したため胃腸炎であると思い込み，治療を開始した．あらためて1つの疾患名にこだわらず診療にあたる姿勢が大切と感じた症例であった．

最終診断

ミルクアレルギー
（人工乳による新生児・乳児消化管アレルギー）

T I P S
● 新生児・乳児消化管アレルギーの診断は容易ではない

　ミルクを摂取して血便が出現，ミルクを中止した後で症状が消失した乳児の症例が初めて報告されたのは1949年のことである．1970～80年代に嘔吐や下痢が著明な症例がfood protein-induced enterocolitis syndrome（FPIES）of infancy と命名された．欧米ではその後，新生児期，乳児期のIgE非依存型(細胞性免疫が関与)消化管食物アレルギーをⅠ～Ⅳに分類した疾患概念が確立されている．しかし，わが国では上記に当てはまらず分類不能な症例があるため，嘔吐と血便の有無によって新生児・乳児消化管アレルギーを4つのグループに分けている．本症例は，嘔吐と下痢があるクラスター2であったが，嘔吐も血便もなく体重増加不良・軟治性下痢症で受診するクラスター3は，診断治療に難渋することも少なくない．適切な治療がなされなければ消化管炎症が持続し患児のQOLを損なう可能性があり，注意が必要である．

　また近年，特殊ミルク・経腸栄養剤使用による栄養素の欠乏がわが国において多く報告されている．特殊ミルク・経腸栄養剤使用の際には，欠乏症の評価と適切な補充が必要である．

■文献
1) Sicherer SH, et al: Food allergy. J Allergy Clin Immunol **125**(2 Suppl 2): S116-S125, 2010. ＜欧米での病型分類を記載している＞
2) Nomura I, et al: Four distinct subtypes of non-IgE-mediated gastrointestinal food allergies in neonates and infants, distinguished by their initial symptoms. J Allergy Clin Immunol **127**(3): 685-688, 2011. ＜わが国における新生児・乳児消化管アレルギーの症例集積結果，病型分類に関してまとめている＞
3) 児玉浩子，他：特殊ミルク・経腸栄養剤使用時のピットホール．日児誌 **116**(4)，2012．＜わが国での特殊ミルク・経腸栄養剤等の使用中のビタミン・微量元素の欠乏に関して，症例および注意点をまとめている＞

（仁後綾子）

Case 4

6か月男児．初期診断：急性上気道炎

親の視線も主訴のうち

症例

診療経過

　生後6か月の男児．「5日前から飲みが悪い，おしっこも少ない」と訴えて，A小児科診療所を受診する．8日前にも三種混合ワクチン接種を目的としてA小児科診療所を受診している．その際には目立つ症状はなく，診察所見にも異常なく，普通に接種を行い，その後もとくに変わった様子はなかった．5日前から，ほぼ1日1回嘔吐がある．不機嫌で咳もあるとのことだが，下痢はなく，発熱もない．4日前にB総合病院の小児科を受診したが，何も検査を受けることなく急性上気道炎と診断されて，加療は受けずに帰宅している．

　今回来院時の診察所見としては，全身状態は良好で，胸部聴診所見，咽頭所見に異常を認めなかった．4日前にB総合病院で急性上気道炎と診断されたときから症状が悪化している様子もなく，急激に悪化するような疾患は考えにくかった．軽微な呼吸器症状と消化器症状だけで，発熱もない．

📋 **鑑別診断1：急性上気道炎．ほかには何も考えていなかった**

　母親に症状も軽微で特別な所見もなく，かぜ程度と思われると告げたところ，母親は言葉には出さなかったが，明らかに「それでは納得できない」という表情を示した（転機1）．

　飲みが悪くて，嘔吐もある，尿が少ないとのことであるので，新たに脱水症による乏尿を鑑別診断として挙げた．

📋 **鑑別診断2：急性上気道炎，脱水症**

　脱水の有無ならびにその程度を判断する根拠とするために，まずは膀胱の超音波検査で膀胱に尿が貯留しているかどうかを確認することとした．膀胱に尿

が確認されれば,「おしっこが少ないということですが,尿は作られているからいずれ排尿もあるでしょう.脱水があっても重症ではない」と説明をする予定であった.

腹部超音波検査を実施する.肝臓,膀胱,腎臓の順番で検査を実施することとして,まず右季肋部にゼリーを載せて超音波診断装置のプローブでゼリーを広げる作業を行った(転機2).何気なく見ている画面に大きなエコーフリースペースが一瞬映ったのが見えたので,念のために確認してみると,エコーフリースペースのなかで弁が動く様子があることから,拡張した心室であることがわかった.

不機嫌,嘔吐,咳,食欲低下,乏尿ならびに心臓の拡大が判明した.これらは急性上気道炎の症状ではなく,心不全の症状であると思われた.

鑑別診断3:心不全,ウイルス性心筋炎

直ちに専門病院を紹介したところ,EF(駆出率)28%,心不全の診断で入院となり,後日になって拡張型心筋症と診断が付いた(図1).

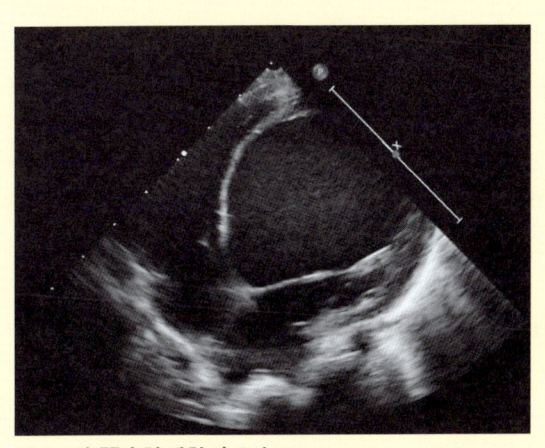

図1 専門病院受診時の心エコー

教訓

転機 1 親の表情の変化を見逃さない

　最初の診断である急性上気道炎で診療を終わりにしなかったのは，「単なるかぜではない」ということを訴える母親の表情であった．さらなる検査は不要とは思ったが，膀胱内に尿が溜まっている事実を画像で見せて，「嘔吐があったとしても，必要量は飲めているからいずれ排尿もあるだろう．脱水症があったとしても軽微なものだから1日様子をみる程度は問題ない」と説明することを想定して，超音波検査を実施することにした．結果的には怪我の功名ではあったが，別の疾患が見つかった．親が納得していないときは，その訴えを聞き入れて丁寧に診察することが見落とし防止に重要である．

転機 2 ルーチンで行うことは，手を抜かずに実施する

　この症例で超音波検査を行った目的は，膀胱内に尿が貯留していることの確認であった．もし，膀胱だけを観察していたらこの症例は診断に至らなかったと思われる．筆者は心臓の研修を受けたことはなく，心エコーは普段実施していないが，腹痛が続くときなどでは躊躇なく腹部超音波検査を実施している．その際には背臥位で肝臓から開始して腹部全般から膀胱を観察し，腹臥位として腎臓を観察するという手順で実施している．今回もその流れに従って検査を開始した．右季肋部で超音波診断装置のプローブでゼリーを塗り広げているときにたまたま大きなエコーフリースペースが一瞬目に入った．腹部の皮膚の上にゼリーを広げている段階では何かを観察しようという意図で画面を見ているわけではないが，腹部超音波検査を実施しているときはいつも何気なく画面を見ているのであろう．ゼリーを塗り広げようとプローブを左方向に振った一瞬に見えた画面に「いつもと違う」と直感的に理解できるものを見つけ出すことができた．

　普段から同じ手順を繰り返していなければ，この位置ではエコーフリースペースは見えないということも気づかないであろうし，今回は忙しかったなどの理由で肝臓の所見をとることを省略していれば，拡張した心室に超音波がたまたま当たることもなかったので，診断に至ることもなかった．

最終診断

拡張型心筋症

TIPS

●聴診で頻脈を判断することは難しい

　この症例では，心不全と確認されてからパルスオキシメータを装着したところ，SpO_2 95%，心拍数 195/分であった．心拍数 195/分を確認してから再度胸部を聴診してみたが，生後6か月の乳児が泣いたときなどに聴取できる頻脈と比較しても，とくに違いを聞きわけることはできなかった．頻脈の有無をパルスオキシメータで確認することは有用と思われる．

(崎山　弘)

---

column 1

乳幼児の摂食障害と感覚過敏

　最近，離乳食を食べなくて困っている子どもを紹介される機会が増えてきました．摂食障害を有する子どもの多くに顔面，口腔領域でのさまざまな程度の感覚過敏を認めます．過敏があると，摂食訓練を進めても効果が上がらないことが多く，過敏を取り除くことが摂食訓練の第一歩といえます．過敏の有無の確認は，検査者の手のひらを使って，児の手・足→肩・首→顔面→口腔周囲→口腔内というように，体の末梢から中枢方向に向けて触れていきます．児が泣いたり嫌がったりすることで存在を確認できます(保護者が触っても嫌がります)．

　訓練方法(脱感作)は，手のひらなどで弱い刺激を，刺激部位を移動させずに一定時間与え続けることです．その場合は，いきなり過敏の強い口腔内から開始せず，過敏を認める部位のうち最も末梢の部位(手や首など)から開始してください．そして，決してこすったりするのでなく，治療者の手をやさしく，しっかり刺激部位に当てて動かさないことが重要です．

　摂食障害が続くと体重減少や成長障害につながる場合があり，注意が必要です．摂食障害の子どもをみる機会がありましたら，ぜひ手や顔，口を触ってみてください．

(和田勇治)

Case 5　発熱を伴う四肢の不動をみたら

6か月女児. 初期診断：右下肢の不動, 感染巣不明な発熱

症例

診療経過

　生後6か月の女児.「朝から微熱が続き, 夕方のおむつ交換時に右脚をあまり動かさなくなった」との訴えで当日総合病院の小児科を受診した.

　診察中不機嫌ではあったが全身状態は良好で, 体温は37.5℃, 咽頭所見, 胸部聴診所見, 腹部所見に異常を認めなかった. 右下肢は股関節開排位をとる傾向を示し, 健側と比較すると自動運動がやや緩慢であった. 股関節, 膝関節に可動域の制限はなかったが他動運動により嫌がるそぶりがみられた.

鑑別診断1：化膿性関節炎, 化膿性骨髄炎, 骨折

　右下肢に感染巣の存在が疑われたが, 皮膚紅斑は認められず, 明確な熱感や皮下組織の腫脹を触れる部位はなかった. 膝関節水腫の存在を示唆する膝蓋跳動所見は認められなかった. 触診の難しい股関節に対しては超音波検査を実施したが, 健側と比較して股関節液量が増加している所見は検出されなかった. 何らかの原因で骨折をきたしている可能性を念頭に両下肢の正側2方向単純X線を撮像したが, 骨折を示唆する皮質骨連続性の乱れは描出されなかった.

　血液検査では, WBC（11,360/μL）とCRP（1.27 mg/dL）の上昇を認めたが, ともに軽微な増加であったため病巣不明の感染性発熱の疑いとして自宅にて経過観察することとした.

　翌日になって, 血液培養検査からグラム陽性球菌が検出されたため, 家族に電話で報告のうえ, 即刻再受診してもらう流れとなった（転機1）.

鑑別診断2：化膿性関節炎, 化膿性膝骨髄炎, 化膿性筋炎

　再受診時, 体温は38.2℃と上昇しており, 初診時より右下肢の動作はさら

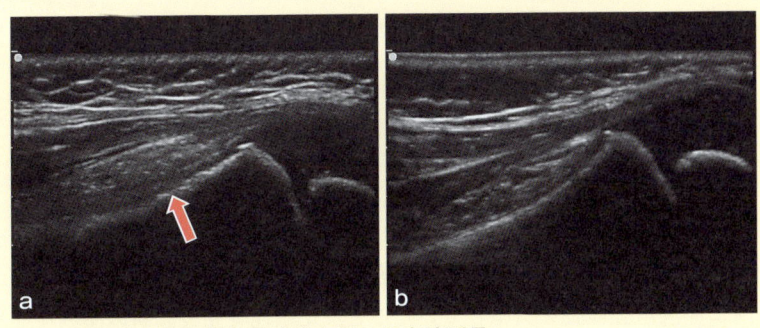

図1 再診時大腿骨遠位骨幹端内側の超音波所見
a：患側，骨幹端皮質骨表層の腫脹を描出(矢印)．b：健側．

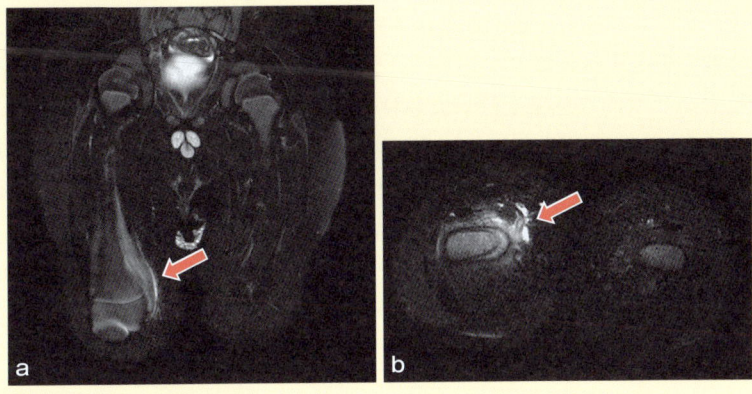

図2 入院時大腿骨 MRI
a：T2 SPIR 冠状断像．b：T2 SPIR 軸位断像．矢印はともに右大腿骨遠位骨膜下膿瘍を示す．

に緩慢になっていたが，膝関節および股関節水腫の所見はやはり認められなかった．関節の動きを確認すると，右膝関節の完全伸展が不可となっており(−20°)，健側と比較しながら丁寧に触診を行うと右膝窩部内側に軽い皮下硬結と熱感を触れた(転機2)．同部の超音波検査により，右大腿骨遠位骨幹端内側周囲の腫大が検出され(図1)，右大腿骨骨髄炎が疑われたことから入院のうえで精査加療となった．

入院後に実施した MRI 検査により，超音波検査で腫大が認められた右大腿骨遠位骨幹端に骨膜下膿瘍が検出され(図2)，初診時に採取した2セットの血

液培養からともに黄色ブドウ球菌が同定されたため，黄色ブドウ球菌による化膿性骨髄炎の確定診断が付いた．

教訓

転機1 感染源不明な発熱症例では血液培養を実施する

初診時に血液培養検査を実施していたことが化膿性骨髄炎診断の深刻な遅れを回避できた要因であった．感染巣不明な急性発熱に対する血液培養適応の是非についてはさまざまな意見があるが，診断の遅れが深刻な後遺症の引き金となりうる化膿性関節炎，化膿性骨髄炎が鑑別疾患に挙げられる状況では，血液培養検査適応の閾値をより低く設定すべきである．

術後などの二次的な感染を除いた急性化膿性骨髄炎の血液培養陽性率はおよそ40％とされているが[1]，血行性に細菌が播種されて発症するとされる病態を鑑みると，陰性例の中には多くの偽陰性が含まれているものと推測される．菌血症の血液培養陽性率は採取回数が多いほど顕著に高くなり，1セットで65～90％，2セットで80～90％，3セットで96～99％とされ[2]，感染巣局所からの検体採取が難しい骨髄炎が疑われる症例では，幼児でも2セット以上採取することがその後の治療方針決定を容易にしうる．

転機2 四肢の触診は健側と同時に触れながら丁寧に

小児期以降の化膿性骨髄炎，化膿性関節炎では，病巣近辺に激烈な痛みを訴えるケースが多く，患部の特定に苦慮することは少ない．一方，乳幼児期では「おむつを替えるときに泣く」「片方の脚（腕）を動かさない」「立つときに片脚を浮かせる」などの異常に家人が気づいて病院を受診するケースが多く，患部の特定には丁寧な診察が欠かせない．

診察の手順として，まずは視診により肢位の左右差，腫脹，皮膚紅斑の有無を確認，次いで1つひとつの関節を他動的に動かして健側との差を確認する．可動域制限を認めた関節の近傍を入念に触診して患部の特定に至るわけだが，体脂肪率の高い乳幼児では皮下組織の軽微な腫脹は判別が難しく，患部の特定を困難にしている．四肢の腫脹を検索する際のコツは，左右両側の同部位を同時に触れながら触診を進めていくことで，この手技により軽微な腫脹も見逃さず触知が可能となる．

最終診断

右大腿骨遠位骨髄炎

TIPS
● 化膿性骨髄炎の進行は早い

　乳幼児から小児期の化膿性骨髄炎の大半は長管骨の成長軟骨板近傍に発生するが，発生当初は膿瘍が骨内に限局して形成されるため周囲軟部組織に腫脹や熱感が生じにくいとされている．この時期の単純X線像には目立った変化は見られず，現状ではMRI以外の画像検査で病巣を特定することは困難である．その後，膿瘍は周囲の骨組織を破壊しながら拡大し，成長軟骨板や皮質骨に至る．乳幼児ではこの間およそ1週間程度とされ，この時期になると超音波検査でも成長軟骨板周囲に腫脹を検出できるようになる．その後，膿瘍は骨膜下に広がり，時に近傍の関節内にまで浸潤する．この頃になると，単純X線像やCTでも骨溶解や骨膜反応が検出できるようになるのだが，これはすでに不可逆性の障害が成長軟骨板に生じ始めていることを示唆するものである．化膿性骨髄炎が鑑別疾患に挙げられる状況では，3日とあけずに再度診察を行い，診断に深刻な遅れが生じないように心がけたい．

■ 文献
1) Benjamin J, et al: Paediatric orthopaedics—A system of decision-making. CRC Press, London, 2009.
2) 谷口智宏：感染症ケースファイル―ここまで活かせるグラム染色・血液培養．pp186-192, 医学書院，2011.
3) 皆川洋至：超音波でわかる運動器疾患―診断のテクニック．メジカルビュー社，2010.

（太田憲和）

> 7か月男児．初期診断：急性胃腸炎

Case 6 木の葉を隠すなら森の中？

症例

診療経過

　生後7か月の男児．「明け方から嘔吐を繰り返している」ため，冬かぜで混雑しているクリニックを受診した．体温は38.2℃と発熱を認めるが，鼻汁，咳嗽などの上気道症状や下痢はない．

　周産期歴に特記すべきことなく，母子手帳を見ると予防接種もこの時期までに受けるべきものはほぼスケジュールどおり（Hib 3回，PCV13 3回，DPT-IPV 3回，BCG，ロタ2回，日本脳炎）接種している．

　保育所には通っていないが，家族歴として2歳の姉が3日前から，母親が2日前から，嘔吐とその翌日からの下痢に罹患していた．

　診察所見としては，活気が認められず不機嫌に泣いていた．大泉門はあまり大きくなく，膨隆も陥凹も認めず．胸部聴診では頻脈による機能性雑音と思われる心雑音のみ聴取した．腹部聴診所見では腸蠕動音が減弱していた．腫瘤病変は触知せず，皮疹は認めず，毛細血管再充満時間（capillary refilling time）は2秒未満だが末梢冷感を認めた．

鑑別診断1：急性胃腸炎，低血糖

　家族歴は明らかであり，また当日の新規受診患者の半分が，患児と同様に嘔吐のみでの受診であったため，急性胃腸炎と診断した（転機1）．活気が認められないのは頻回の嘔吐だけでも説明がつくかもしれないが，乳児でミルクが飲めていないことから低血糖を伴っている可能性も十分あると考えた．

　簡易血糖測定器による血糖値は56 mg/dLであり，著明な低血糖ではなかった．しかし，促しても水分を摂ろうとしないため，このままでは脱水になると判断し，補液を行うことにした．その際に，不機嫌と活気のなさがどうしても気になるため，再度身体所見をとり直したところ，今回は啼泣していないにも

かかわらず項部前屈時にわずかに抵抗があるように思えた（**転機2**）．

📝 鑑別診断2：髄膜炎

　直ちに地域の基幹病院小児科を紹介し，転院した．転院後に行った血液検査では，WBC 20,000/μL（neut 80%），CRP 14.8 mg/dL，血糖 60 mg/dL．髄液検査では細胞数 15,000/μL，多核球 14,000/μL，蛋白定量 230 mg/dL，糖 3 mg/dL あり，細菌性髄膜炎と診断して抗菌薬を直ちに開始した．後日，髄液の培養検査から PCV13 でカバーできない肺炎球菌が検出された．

教訓

転機1 流行期の，まさに流行している症状に注意が必要

　とくに胃腸炎が流行している冬の時期に，嘔吐と活気のなさで受診した症例だった．胃腸炎に伴う嘔吐は通常1日で自然と消失する傾向の強い症候であり，流行期には軽くみられてしまう可能性のある症候である．しかし，一口に嘔吐といっても咳嗽に伴う生理的なものから心筋炎や外科的疾患まで，実にさまざまな要因からきたす症状である．流行期にはとくに重大な疾患が隠れていないか，原因をしっかりと見極めることが重要である．

転機2 何となく気になる「母親の違和感」「医師の勘」を大切にする

　出典は不明だが，「子どもを3人育てれば名医」という言葉がある．とくにこれといった診察所見がなくても，「何となく活気がない」「何となく irritable（易刺激性）である」など，普段とはちょっと違うという母親の違和感や医師の勘こそ，繁忙をきわめる日常診療では大切である．目の前にいる患者さんが，「重大な疾患をもっている（可能性がある）」のか否かを判断する重要なサインである．ただし，単回の診察だけで判断できないときには，時間をおいて再度診察して確かめることは有用である．

　若手の医師には，諸データをとる前に多くの患者さんに触れて，自分の感覚を信じることができるよう感覚を磨くことを勧める．

最終診断

肺炎球菌による髄膜炎

TIPS

●ワクチンでカバーできない菌株による髄膜炎

　2008年12月にインフルエンザ菌b型(Hib)ワクチン，2010年2月に小児用7価肺炎球菌結合型ワクチン(PCV7)ワクチンが導入され，2013年から定期接種になった．また，2013年11月には肺炎球菌ワクチンは7価から13価(PCV13)に変更された．ワクチンによりHib髄膜炎・菌血症はほとんどみられなくなったが，肺炎球菌はワクチンに含まれていない血清型による感染が増えているため，ワクチン接種をしたからと感染症を否定できない．

●髄膜炎を疑う臨床的症候[1]

　診察時に，ぐったりとしている〔陽性尤度比(LR＋) 5.80〕，髄膜刺激症候(LR＋ 4.50)，項部硬直(LR＋ 4.00)，大泉門膨隆・Kernig徴候(LR＋ 3.50)，40℃以上の発熱(LR＋ 2.90)などが個々に髄膜炎を疑う徴候で有用ではあるが，診断に直結する単独での決定打はない．

■文献
1) Curtis S, et al: Clinical features suggestive of meningitis in children: a systematic review of prospective data. Pediatrics **126**(5): 952-960, 2010.＜メタアナリシスによる症状の解析．細菌性髄膜炎によくみられる症状とその陽性尤度比が記載されている＞
2) 小児細菌性髄膜炎・菌血症の疫学研究(鹿児島スタディ)．http://www.kufm.kagoshima-u.ac.jp/~bacterio/ped_ipd_ihd.html(最終アクセス2014年11月)＜Hibワクチン，肺炎球菌ワクチン導入による細菌性髄膜炎の起因菌の推移を示した鹿児島県のサーベイランス＞

（幡谷浩史）

Case 7

8か月男児.初期診断:左前腕打撲

基本に忠実な診療が見逃しを防ぐ秘訣

症例

診療経過

　生後8か月の男児.日曜日朝の忙しい救急室.左の手首周囲を痛がるとの主訴で母親に抱かれて受診した.母親によると「今朝起きたら左の手首あたりを痛がる様子があることに気づいた.心当たりがあるのは,昨晩抱っこしていた状態から床に落としてしまったことくらい」とのこと.前日の夜,母親がソファに座った状態で膝の上に患児を寝かせていたときに母親が寝入ってしまい,誤ってフローリングの床に落としてしまったとのことであった.身体診察上は患児に外表上の明らかな外傷痕を認めなかった.母親が「痛がっている」と主張する左手首のあたりの腫脹や変形も認めなかった.診察の途中から患児が啼泣しはじめ,以後触診に対する反応をみながら痛みを伴う部位を同定することが困難となった(転機1).

　既往歴や出生歴,また家族歴にとくに問題はなく,これまで健診で成長や発達面の異常を指摘されたこともなかった.

　母親が訴える主訴に従い診察をしたところ,同部位に腫脹や変形を認めなかったので,当初は単なる打撲だと思った.また受傷のエネルギーとしても骨が折れるほどのものではないと考えていた.

鑑別診断1:左前腕打撲

　ただ母親の訴えがあることや触診で十分な評価ができなかったこともあり,骨折の疑いも否定できないとしてX線撮影を行い,評価を行うこととした.受傷部位は特定できなかったが,母親の証言をもとに撮影範囲は前腕を中心に手から上腕を含めるものとした.

鑑別診断2：左前腕骨骨折

　X線写真では，左前腕遠位部に骨折の急性期にみられるような明らかな骨折線は認めなかった（転機2）．母親には打撲であろうこと，ただし子どもの場合は後から骨折がわかることもあるので，痛みが続くようであれば再度受診するように説明して帰宅とした．

　翌日月曜日の朝，放射線科医から連絡があり，「もう治癒した骨折と新しい骨折を認める．虐待が疑われる」とのことであった．X線写真を見直すと，左前腕遠位に確かに過去の骨折が治癒したと思われる化骨像（図1，⇨）を認め，さらに上腕骨にらせん状の骨折（図1，➡）を認めた．

　母親に電話し，正直に昨日のX線写真で見落としがあり，骨折を見つけたこと，治療のため再受診してほしいことを説明．帰院後は保護目的も兼ねて入院とした．全身骨サーベイでは，左前腕および上腕以外に骨折を認めなかった．その後，児童相談所も介入し，結果的には父親による身体的虐待があったことが判明した．両親はまだ10歳代で未婚であったことも後ほど判明した．

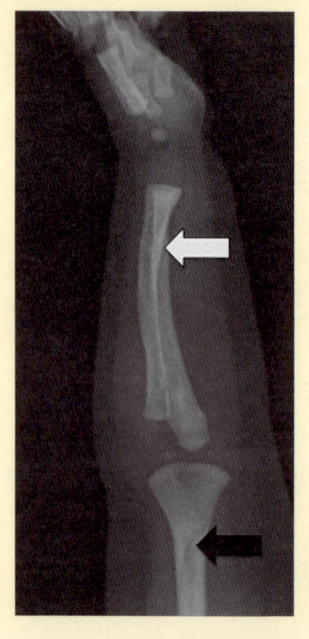

図1　左上肢のX線写真
⇨：化骨した骨折線．
➡：上腕骨の骨折．

教訓

転機1 (反省)しっかりと時間をかけて全身を診察すべきであった

　母親の主張は大事な情報ではあるが，その情報に引っ張られて手関節周囲に集中して診察をしてしまったこと，診察中に啼泣が始まり詳細な診察ができなくなったこと，また比較的混みあった救急室の状況などから，全身の診察を怠ってしまった．一般的に腫脹のない骨折は存在するが，痛みのない骨折はない．もし1回の診察で十分な評価ができない場合は，時間をあけて再評価する，あるいは保護者に協力を仰いで疼痛部位を同定することもできた．再診察し，上腕部に痛みがあることが疑われたら，その後の方向性が大きく変わったと思われる．母親の訴える部位に問題がないから大丈夫だろう，受傷エネルギーから骨折をきたすほどのものではないだろうと早合点したことが，見逃してしまった一番の原因であると反省した次第である．

　ちなみにカナダで行われた調査では，虐待による骨折のうち初診時に見逃されたものは約20%もあり，見逃された骨折の特徴は四肢の骨折であること，クリニックや一般救急室(いわゆる二次救急)を初診時に受診していたことなどであった[1]．決して言い訳をすべきではないが，本事例は見逃しやすいタイプであったのかもしれない．

転機2 (反省)X線写真はルールを決め，全体を評価すべきであった

　訴えのあったところのみに焦点を当ててX線写真の読影をしてしまったために，目の前に見えていた骨折を見逃してしまった．これも思い込みによる見逃しである．画像上，見ることができるすべての成分を漏らすことなく評価するためには，どのようなときも一定のルールで全体を評価すべきであった．骨のX線写真であれば，通常はABCsルールなどのルールに沿った読影に従うべきであった．すなわちABCsルールとは，A：alignment(骨のお互いの位置関係のズレがないか)，B：bone(骨膜の連続性の破綻がないか，変形がないか)，C：cartilage(関節部の拡大や狭小はないか)，s：soft tissue(周辺組織の腫脹はないか)である．この基本を怠ったことも，目の前にあった骨折を見逃した原因であったと反省した．

|最|終|診|断|

新旧混在する多発骨折（身体的虐待）

TIPS
●外来・救急室での虐待発見

　外来で発見される虐待は身体的虐待が最も多い．また大きな外傷に至るまで加害者は何度も対象となる子どもに危害を加えていることが多い．ニューヨークの小児病院の救急室で行われた調査では，身体的虐待が発見されるまで平均4.6回も救急室を受診していた[2]．大きな外傷となる前に気づいてあげることが大切であり，そのためには，まず子どもの外傷は，すべて虐待を想定して診療すべきである．そして虐待に気づくためには，詳細に病歴をとり，丹念に身体診察を行う，つまり臨床の基本に忠実であることである．

■文献
1) Ravichandiran N, et al: Delayed identification of pediatric abuse-related fractures. Pediatrics **125**(1): 60-66, 2010.＜トロント小児病院で，およそ15年間で虐待による骨折と診断された258人のうち，初診時に見逃された54人を対象にした大規模な調査＞
2) Keshavarz R, et al: Child abuse and neglect presentations to a pediatric emergency department. J Emerg Med **23**(4): 341-345, 2002.＜身体的虐待と判断されるまでに軽微な外傷で頻回に受診しているという結果は，救急室における調査ではあるが，小児科外来にも当てはまるものだろう＞
3) 厚生労働省：子ども虐待対応の手引き（平成25年8月 改正版）．http://www.mhlw.go.jp/seisakunitsuite/bunya/kodomo/kodomo_kosodate/dv/dl/120502_11.pdf（最終アクセス 2014年11月）＜子ども虐待が疑われるときの対応，その原則などが記載されている＞

（井上信明）

Case 8　小児のABCDの評価は正確に

9か月女児．初期診断：ウイルス性疾患

症例

診療経過

　生後9か月の生来健康な女児．1か月前から保育園に通っている．昨日の夜から39〜40℃台の発熱が続くということで午前中に受診した．鼻汁が少しあるだけで，咳，嘔吐，下痢などはなかった．やや活気がなく，食欲はないが水分は摂れている．朝のおむつの排尿は少なかった．突発性発疹は未罹患，季節は秋で保育園ではとくに流行性疾患はないとのことだった．ワクチン接種歴は聞いていなかった（転機1）．

　受診時の体温は39.7℃，ほかのバイタルは未測定であった．診察上も熱源のフォーカスとなる所見は認めず，手足の冷感を認めたが高熱のせいと判断した（転機2）．全身状態も特別悪くなく，ウイルス性疾患を考え，水分をよく摂らせるように指導し，解熱薬を処方して対症療法で帰宅とした．

> 鑑別診断1：ウイルス性疾患

　解熱薬で一時的に少し下がるも，その日の夕方になっても高熱が続き，母親が心配して救命救急センターを受診した．体温39.9℃，心拍数220/分，血圧100/50 mmHg，呼吸数50/分で頻脈，頻呼吸を認めていた．網状チアノーゼはなく，末梢冷感あり，毛細血管再充満時間（capillary refilling time）は3秒であった．水分は摂れていたが日中は排尿がなかった．体循環が保たれている代償性ショックの診断で，末梢ラインを確保し，生理食塩水をボーラス投与された．敗血症が疑われ，カテーテル尿培養，血液培養を採取後にセフォタキシムを投与され，入院となった．ワクチンは，母親の方針で未接種であった．

> 鑑別診断2：敗血症，尿路感染症，代償性ショック

入院時の胸部X線は正常で，肺炎はなかった．セフォタキシム開始後，速やかに解熱し，入院後，血液培養から肺炎球菌が検出された．念のため髄液検査も行われたが正常で，培養も陰性であった．ペニシリン感受性であったためにアンピシリンに変更し，代償性ショックを呈した肺炎球菌性敗血症として，10日間静注して退院となった．後日，母親は「ワクチンについてインターネットで否定的な記事を読んだために受けさせなかった．こんなことになるのであれば接種しておけばよかった」と語った．

教訓

転機1 問診でワクチン接種歴を聴取する

　問診では，敗血症に関連する情報としては，ワクチン接種歴が重要である．小児のインフルエンザ菌b型（Hib）ワクチン，肺炎球菌ワクチンの導入で，Hibの侵襲感染は激減した．肺炎球菌による敗血症も減ってきているが，ワクチンでカバーされない血清型による敗血症はみられる．そのためこれらのワクチンを接種していれば，市中発症の敗血症全体のリスクはかなり下がるが，一部の血清型の肺炎球菌，それ以外の菌種の可能性が残る．本症例はワクチン未接種児であり，敗血症のリスクを高く見積もる必要があった．

　小児科では，家族の方針で児にワクチン接種を行わないという症例に遭遇することがある．接種をするかどうかは保護者に選択の権利があるが，一般に接種の利益が不利益を上回ることが多い．接種を拒否する理由は大きく分けて2つあり，①宗教や信条によるもの，②誤った情報によるものがある．ともに方針を変えさせることは難しいが，後者の場合は，ワクチンに対して正しい情報を提供すれば接種してくれることがある．

転機2 小児の循環の評価を的確に行う

　敗血症とは，感染症による炎症によって生体に引き起こされる一連の臨床症状を含む症候群と定義される[1]（表1）．狭義の敗血症は細菌による血流感染を指すことがあるが，厳密には感染源や感染臓器の同定や感染微生物の種類は問わない．結果的には，細菌によって引き起こされることが多いが，例えば早期乳児であれば，流行期のエンテロウイルス，パレコウイルスなどのウイルスによる敗血症もまれでは

表1 敗血症の分類

分類	定義
敗血症	感染症による炎症によって生体に引き起こされる一連の臨床症状を含む症候群（① 発熱または低体温，② 炎症反応の上昇，③ 呼吸の異常，④ 循環の異常などを含む）
重症敗血症	敗血症に伴い臓器障害がみられる場合
敗血症性ショック	重症敗血症のなかで循環障害を伴う場合

（文献3をもとに作成）

表2 小児におけるバイタルサインの異常値の基準

年齢	心拍数(/分)	呼吸数(/分)	低血圧(mmHg)
日齢7未満	>180 or <100	>50	<59
日齢7〜月齢1	>180 or <100	>40	<79
月齢1〜1歳	>180 or <90	>34	<75
2〜5歳	>140	>22	<74
6〜12歳	>130	>18	<83
13〜18歳	>110	>14	<90

（文献4より一部引用，著者訳）

ない．敗血症を初期段階で見逃すと重症敗血症や敗血症性ショックを呈して重篤になることがあるため，適切な時期で早期治療開始が重要となる[2]．

外来診療で，問診や身体所見の段階で敗血症を見逃さないためには，敗血症のサインである体温，呼吸，循環，意識の異常を覚知することから始まる．救急医療で強調されるABCDの評価〔A：airway（気道），B：breathing（呼吸状態），C：circulation（循環状態），D：dysfunction of central nervous system（中枢神経障害）〕を的確に行う．**表2**に小児の異常バイタルサインの目安を示す．

体温は，感染症により発熱を呈することが多いが，熱がなく低体温になることもある．呼吸や意識状態の異常は，通常の問診や診察で把握されやすい．呼吸異常は，陥没を伴う努力呼吸，横になれない起坐呼吸，多呼吸を呈したりする．意識状態の異常は，傾眠傾向や異常興奮，刺激や呼びかけに反応しないなどがある．これらのなかで把握しにくいのは，小児の循環の異常である．

低血圧を呈するまで進行したショックの循環不全では全身状態が不良となり見逃されにくいが，体が生理的に代償しているショックでは重症感がないことも多い．これを見逃さないためにはバイタルサインの把握が重要である．小児のバイタルサ

インを測定するときは，泣いていると血圧，呼吸数，心拍数も高くなるので泣かせないようにし，血圧は体格にあったマンシェットをそれぞれ用意する．しかし，乳幼児の測定には人手も手間もかかるために，ルーチンで測定しない施設も多い．

　診察で簡便に循環を評価する方法はいくつかある．血圧は末梢の脈がしっかり触知できれば，少なくとも低血圧性ショックは否定できる．普段から元気な乳幼児の脈に触れて触診に慣れておくとよい．末梢循環不全の確認として，手足の爪を圧迫して血流の戻りをみる capillary refilling time（正常2秒未満），網状チアノーゼの有無，末梢冷感や温感の確認がある．心拍数は，パルスオキシメータを使う方法が簡便である．または末梢循環不全を疑う所見や気になる症例があれば，聴診や触診で15～30秒間，心拍を数えて乗するのも1つの方法である．これらの循環の評価を小児でも手を抜かずに行うことが，敗血症を早期発見するうえで重要である．

　本症例では，1回目の受診で発熱があり末梢冷感は把握していたが，それ以上の循環の評価がなされておらず，心拍数の測定と末梢循環の評価をしておけば，敗血症をより早く疑うことができた可能性があった．幸い免疫正常者の肺炎球菌の血流感染単独であったため，急激に進行して致死的となることは少ないが，グラム陰性桿菌や髄膜炎菌など起因菌によっては数時間の単位で急激に増悪したり，肺炎球菌でも細菌性髄膜炎を合併したり，初回の見逃しで取り返しのつかなくなることがある．

　敗血症以外に頻脈を呈する頻度の多い理由としては，高熱や脱水症が挙げられるが，これらは併発することも多く，解熱薬や補液をしながら鑑別していき，血液検査の結果なども参考にして，静注で抗菌薬を開始して，細菌感染症による敗血症としての治療も行うことが多い．結果としてオーバーな治療になることがあるが，48時間後の血液培養の結果を待って，敗血症の治療としての抗菌薬を継続するかどうか臨床経過と合わせて最終判断を下す．敗血症の理由がエンテロウイルスやパレコウイルスなどと PCR で同定されれば，抗菌薬をやめる目安になる．

最終診断

肺炎球菌性敗血症，代償性ショック

T I P S
●バイタルサインによる ABCD の評価とワクチン歴

　バイタルサインの評価を正しく行うことが最も重要である．そのなかでも循環の評価を外来でもきちんと行うことで，血液培養などの検査，または入院できる医療施設に紹介するタイミングを逸しない．また Hib ワクチン，肺炎球菌ワクチンは市中発症の敗血症のリスクを下げることが知られており，接種の有無について問診することは有用である．

■文献
1) Levy MM, et al: 2001 SCCM/ESICM/ACCP/ATS/SIS International Sepsis Definitions Conference. Crit Care Med 31(4): 1250-1256, 2003. ＜敗血症について国際的なコンセンサスの文献＞
2) Dellinger RP, et al: Surviving sepsis campaign: international guidelines for management of severe sepsis and septic shock: 2012. Crit Care Med 41(2): 580-637, 2013. ＜敗血症の治療についてまとめた国際的なガイドライン＞
3) 日本集中治療医学会小児集中治療委員会：日本での小児重症敗血症診療に関する合意意見．日集中医誌 21(1)：67-88, 2014. ＜国内での敗血症で，とくに小児に特化してまとめた文献＞
4) Goldstein B, et al: International pediatric sepsis consensus conference: definitions for sepsis and organ dysfunction in pediatrics. Pediatr Crit Care Med 6(1): 2-8, 2005.

〈堀越裕歩〉

Case 9　11か月男児．初期診断：急性上気道炎

過去に思いを寄せること，将来を予見することの大切さ

症　例

診療経過

●妊娠歴・新生児期

　生殖補助医療により授かった第1子．妊娠経過中，胎児超音波検査では異状所見なし．在胎39週，2,340g，仮死なくA病院にて出生．出生直後より筋緊張低下，努力呼吸を認め，保育器使用，酸素投与を要した．哺乳不良に対し輸液療法を，新生児黄疸に対し光線療法（2日間）を行った．心雑音は聴取されなかったが，心エコー検査にて心室中隔欠損（2mm）が確認された．日齢5に臨床経過や身体的特徴からダウン症が疑われ，両親同意のもと染色体検査を実施，同症候群と確定診断された．日齢30に退院後，ダウン症の合併症管理のためBこども病院において関連各科による定期通院が開始された．

●今回の経過

　生後11か月時，数日前から発熱（37.8℃），咳嗽，鼻閉，睡眠障害を認め，Bこども病院の夜間救急外来を受診．1か月前にRSウイルスによる細気管支炎のためC病院に入院した既往がある．母親からは「ダウン症の子は体が弱いといわれているので不安です…．いままで胃腸炎，肺炎など2回も入院していて，最近もRSウイルス感染症が治って退院したばかりなんです…．悪くならないよう何とかしてほしいです…」との訴えあり．SpO$_2$ 97%（room air），活気・機嫌に問題なく，笑顔を認め舌を出している．胸部聴診上，鼻閉音は著明であり肺音は評価困難，両季肋部に軽度の陥没呼吸を認めた．ウイルス感染症による「かぜ症候群」と説明し，鼻腔吸引，感冒薬処方のみ行い，帰宅とした．

　翌日，不機嫌，啼泣を認めるようになり，睡眠障害も続いていたが，時間をかければ水分・食事の摂取は可能であったため自宅で経過観察されていた．その翌日未明（救急外来受診28時間後），苦しそうな呼吸や啼泣時の顔色不良がみられるようになり，Bこども病院の夜間救急外来を再受診．前回受診時とは

異なる医師が担当した．前回の担当医が家族へ説明した詳細な内容は診療記録に記載されていなかった．発熱(38.4℃)，啼泣後のSpO_2低下(時に80％台)，強い鼻閉音，呼気＜吸気時優位の喘鳴，前頸部の陥没呼吸などを認めた．末梢冷感や盗汗を伴っており，不穏に近い状態であった．第一印象として，呼吸障害の進行，酸素化不良，持続する睡眠障害などの経過をふまえ入院加療を推奨した．「また，入院ですか？ この前ここに来たときは，ただのかぜって説明されました…」と，腑に落ちない様子の母親の語りが聞かれた．

*

急速な病状の悪化により，児は救急外来再受診時には入院加療が必要な状態に陥っていた．先天異常をもつ児を育て，当初から心配や不安を訴えていた家族に対し，① 現在起こっている呼吸障害に対する評価，② 病勢の進行が速かった理由に対する経過の振り返り，③ ダウン症の疾患特性を考慮した説明，など丁寧な対応が求められ，慎重な対応を要した(転機❶)．

鑑別診断1：急性上気道炎

最初に救急外来を受診したときの全身状態は，比較的良好であった．血液検査や画像検査を実施する必要性は高くないと考えた．一方，染色体異常症をもつ児では，平時に安定していても，調子を崩したときの踏ん張る力「予備力」が小さい傾向にある．日常診療を基準に想像される病勢の見通しとは異なり，染色体異常症をもつ児では想定外のスピードで悪化する可能性がある．先天異常症候群をもつ児を育てる家族で，心配や不安を強く感じている場合には，医師による早めの再評価を考慮すべき児であることを，言及しておく慎重さが必要かもしれない．

鑑別診断2：心不全，肺高血圧

ダウン症では，先天性疾患に伴う心不全肺高血圧による感染症時の呼吸循環動態の悪化を想定しておく必要がある．本症例では，胸部X線写真上の心拡大や肺野の浸潤影，心エコーや心電図上の異常所見，肝腫大触知などはなく，下気道感染症を主因とした呼吸状態の悪化を支持する検査所見は得られなかっ

た．上気道に起因する呼吸障害の原因検索を優先した．

鑑別診断3：上気道狭窄

　母親から，平時において睡眠時呼吸障害（休止・無呼吸）が観察されていた，との情報を得た．入院中，感染症の病勢は徐々にピークアウトするも，その後の観察で睡眠時呼吸障害が散見された．覚醒時に鼻咽喉ファイバー検査を実施し，明らかな喉頭異形成は認められないが，アデノイド肥大が確認された．エアウェイ挿入，点鼻薬，抗菌薬，睡眠時の酸素投与，体位変換により対応するも，分泌量が急増し吸引頻回となったため，数日間でエアウェイを抜去．その後，分泌量は減少し，酸素需要や努力呼吸は消失，軽快した（転機2）．

教訓

転機1　出生前後の経過に配慮した言葉かけ

　先天異常をもつ出生児の割合は3〜5%とまれではない．染色体異常症，多発奇形症候群など，成長障害，発達遅滞，形態異常をもつ児では，種々の合併症に対する検査や治療が，生後早期から繰り返されることがある．また，低出生体重児のため保育器を使用したり，新生児黄疸で点滴や光線療法を要することもある．先天異常をもたない児の家族においても，想定外のイベントを経験したことで，その後の養育不安を強く感じてしまう場合がある．正確な診断が得られず，医療的課題や成長発達の問題に直面するも具体的な情報が得られず，将来を見通すことのできない状況のもと，不安を抱えながらの子育てが続く家族も少なくない．

　限られた時間のなかで，家族・医療者間の信頼関係を築く必要がある救急の現場では，傾聴や共感的な診療姿勢に，早期からの良好な相互関係を期待することができる．本症例では，生殖補助医療で授かった児である背景に配慮し，母の言動に対して，「ダウン症の子は体が弱いといわれているので不安です…」（→医師「不安ですよね．ダウン症の子は，急に調子を崩すことも少なくないですから」），「いままで胃腸炎，肺炎など2回も入院していて，最近もRSウイルス感染症が治って退院したばかりなんです…」〔→医師「ご心配でしたね（うなずくなど非言語的対応を）」〕，「悪くならないよう何とかしてほしいです…」（→医師「今後予想されるこ

とも含めて，一緒に考えてみましょう」），など傾聴や共感の姿勢を示すことで，家族・医療者間の良好な関係性を築くように努力したい．

転機2 ダウン症の疾患特性から予見し伝える

　ダウン症で認める閉塞性睡眠時無呼吸の原因は，上気道狭窄，顔面正中部低形成，小顎症，筋緊張低下など総合的な要因が考えられている[1]．ダウン症をもつ児で睡眠時呼吸障害を認める場合，年齢，性別，肥満度に関係なく，舌や咽頭の形態がつぶれやすい（lingual/pharyngeal collapse）傾向にあることが，鼻咽喉ファイバーによる正常群との比較研究から報告されており[2]，上気道の形態評価の必要性が示唆されている．本症例では，明らかな喉頭異形成はなかったが，アデノイド肥大が上気道狭窄を助長し，呼吸器感染症を契機に呼吸障害を増悪させた可能性がある．一方，ダウン症ではアデノイド切除後の睡眠時呼吸状態の観察研究で，無呼吸（47％）やあえぎ（28.9％）が引き続き観察されたとする報告もあり，必ずしもアデノイド肥大が上気道狭窄の主因とは即断できない[3]．

　いずれにしても，ダウン症をもつ児で平時から睡眠時呼吸障害を認める児では，呼吸器感染症を契機に急速に呼吸状態が悪化しうるハイリスク群として，あらかじめ家族に注意を喚起し，低酸素血症による突然死や後遺症を回避するための予防的な検査や予見的な情報提供を考慮する必要がある．

最終診断

上気道狭窄による急性呼吸障害

TIPS

●先天異常症候群の合併症と小児救急の受診理由

　以下，小児救急を受診するきっかけとなりうる先天異常症候群の合併症を列記する．

① 閉塞性/中枢性呼吸障害：CHARGE症候群，*FGFR*関連頭蓋縫合早期癒合スペクトラム（Crouzon症候群，Apert症候群，Pfeiffer症候群など），軟骨無形成症，点状石灰化軟骨異形成症など，後鼻腔狭窄/閉鎖を伴う先天異常症候群では，平時における呼吸状態に関する情報も積極的に入手する．
② 生後3か月以内の原因不明発熱：敗血症，尿路感染症，髄膜炎など，小児救急

医療では鑑別すべき重篤な急性疾患が含まれる主訴である．発汗が難しく体温調節が苦手な男児（X連鎖性無汗症外胚葉異形成）では，出生後早期から原因不明の発熱が出現し，救急外来を受診することがある．

③ けいれん重積：4pモノソミー（Wolf-Hirschhorn症候群）では，通常の抗けいれん薬では頓挫しにくい重積発作がしばしば認められる．
④ 突然死：Williams症候群．
⑤ 繰り返す挫創や骨折：それぞれ結合組織異常症（Ehlers-Danlos症候群）や骨系統疾患（骨系形成不全1型）をもつ児でみられ，軽微な外傷機転でも生じうる傾向が知られている．これらは虐待を疑う所見として注目され，疾患特性の可能性もあるが，成長発達や養育環境の情報も考慮し，虐待の有無について総合的に診断する必要がある．

■文献
1) Ng DK, et al: Obstructive sleep apnoea in children with Down syndrome. Singapore Med J **47**(9): 774-779, 2006.
2) Fung E, et al: Upper airway findings in children with Down syndrome on sleep nasopharyngoscopy: case-control study. J Otolaryngol Head Neck Surg **41**(2): 138-144, 2012.
3) Rosen D, et al: Parental perceptions of sleep-disturbances and sleep-disordered breathing in children with Down syndrome. Clin Pediatr (Phila) **50**(2): 121-125, 2011.

〈吉橋博史〉

1歳男児．初期診断：急性咽頭炎

Case 10 経過をみていく間に症状は変化する

症　例

診療経過

　1歳の男児．午前6時から37℃台の発熱があり機嫌も悪かったため，午前中に休日診療所を受診し，急性咽頭炎の診断で解熱薬の処方を受けた．その後も発熱が持続し，ぐったりしてきたため心配になり，昼過ぎに当院の救急外来を受診した．

　受診時の体温38.9℃，母親はいつもと違う様子を心配そうに強く医師に訴えていた．研修医の診察によるとややぼーっとしているが，刺激には反応があり，刺激時の意識はしっかりしており，項部硬直はなかったという．診断ははっきりしなかったが，念のため点滴，採血を施行し経過を観察した．1時間ぐらいして血液検査の結果がわかり（WBC 18,000/μL，CRP 0.6 mg/dL，その他異常所見なし），研修医から「帰宅させていいかどうか判断ができないので，診察をしてほしい」と依頼があり，筆者が診察を行った．

　診察時，明らかに傾眠傾向あり，刺激すると起きてくれるが，刺激がなくなるとすぐ眠ってしまう状況を繰り返していた．項部硬直など髄膜刺激徴候はなく，細菌性髄膜炎の可能性は低いと判断した．胸部聴診所見にて呼吸音，心音には異常なく，腹部所見にて腫瘤触知せず，筋性防御はなく，腸重積や腹膜炎などの所見はなかった．しかし，このような意識状態なので帰宅させるわけにはいかず，入院を決定した．入院を待っている間に，時折，受診時には認められなかったゴロゴロした呼吸（ごく軽微な吸気性喘鳴）が出現し，また母親に尋ねると「流涎がいつもより多い」との返答があり，ある疾患が頭に浮かんだ．

鑑別診断1：急性咽頭炎

　午前6時頃からの発熱，咽頭発赤，機嫌の悪さ以外には症状がないことより推察すれば，いわゆるかぜ（急性咽頭炎）と診断されるのが一般的であろう

し，筆者もそのように診断していたであろう．しかし母親はその診断には納得できず，昼過ぎに再び医療機関を受診し，いつもと違う様子を心配そうに訴えた．機嫌が悪くまた元気がないことが受診の動機と思われた．患児の状態が，普段とは違うことから出た行動だとうかがい知れる．診察しても原因がわからず，不安があったため点滴，採血し経過観察を行った（転機1）．

鑑別診断2：敗血症

　経過をみている間に，傾眠傾向が症状の前面に出てきた．まずは傾眠傾向（意識障害）をきたす疾患に焦点を当て，原因疾患を考えることとした．初めに中枢神経系の疾患を考えた．細菌性髄膜炎は，項部硬直はなく，炎症所見もほぼ正常であるので可能性は低いと考えた．脳炎や急性脳症なども，けいれんがなく，傾眠傾向はあるが刺激で起こしたときの意識には問題がないことより否定的と考えた．急性硬膜下出血，急性硬膜外出血などは問診より外傷の既往がないため否定的，中毒，脱水症，ショックも問診および診察所見より否定的と考えた．また低血糖や電解質異常や肝不全，腎不全，酸塩基平衡異常は血液検査より否定された．腹部所見では，腫瘤も触知せず，筋性防御もなく腸重積や腹膜炎などは否定的で，腹部疾患からみられる意識障害は否定的と考えた．

　このように鑑別診断している間に，ゴロゴロした呼吸（ごく軽微な吸気性喘鳴）が出現し（転機2），この意識障害が，敗血症（想定された疾患ではインフルエンザ菌による敗血症を伴うことが多い）により誘発されたものと判断した．

鑑別診断3：急性喉頭蓋炎

　SpO$_2$の低下や陥没呼吸などの努力呼吸などはなかったが，軽微な吸気性喘鳴，流涎の多さが加わり，初めて急性喉頭蓋炎を疑うことができた．急性喉頭蓋炎を念頭に置き頸部側面単純X線写真を撮影したところ，喉頭蓋の腫脹（図1）を認め，急性喉頭蓋炎の診断に至った．診断確定後，手術室にて吸入麻酔下に気管挿管による気道確保を行うための準備を進めていたが，挿管直前に窒息寸前までに呼吸状態は悪化した（転機3）．筆者は急性喉頭蓋炎をみるのは初めてだったので，これほどまでに電撃的に呼吸状態が悪化するとは思っていな

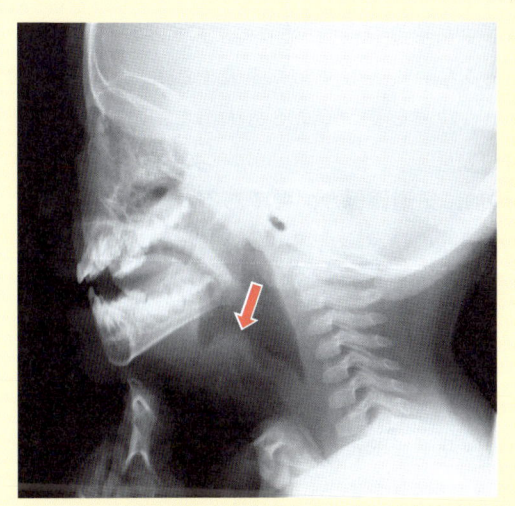

図1 頸部側面単純X線写真
喉頭蓋の腫脹(thumb print sign)が認められる(矢印).

かったし，また傾眠傾向が初発症状をとるとは思ってもいなかった．最後まで診断には自信をもてなかったが，吸気性喘鳴の出現が診断の手がかりとなり，頸部側面単純X線写真にて診断することができた．

教訓

転機1 不安に感じたら，経過観察あるいは入院させることが大事

　本症例では，初発症状が発熱で，その後傾眠傾向が出現してきた．外来で鑑別診断を挙げて原因検索しても，診断がはっきりしない場合がある．本症例も診断がはっきりせず，臨床経過に不安を感じたため，帰宅させずに外来で点滴，採血を施行し経過観察を行った．経過観察している間に新たな症状が出現し診断に結びついたと思われる．自分が診療するうえで，何か変だ，おかしい，理解できないなど不安を感じたならば，しばらくは経過観察して症状の推移を観察したり，入院させる，あるいは入院できる施設に転送することは重要である．

転機2 診断に結びつく症状を見落とさない

　傾眠傾向の原因もはっきりせず，病態も把握できず不安を感じたため，帰宅させ

ずに救急外来で点滴，採血などを行い経過観察していた．本症例は経過観察中の軽微な吸気性喘鳴が急性喉頭蓋炎への診断に結びついた．臨床を行ううえで診断に結びつく症状を見落とさないことも非常に重要である．そのためには疾患そのものの特徴を知り，日頃から勉強しておくことも大事である．

転機3　呼吸停止の前に気道確保が必要である

急性喉頭蓋炎は喉頭蓋の蜂窩織炎で，急速に上気道の閉塞が進み，治療介入しなければ窒息死する疾患である．急性喉頭蓋炎を疑ったならば，気道確保できる施設に速やかに転送し，呼吸停止の前に気道確保が必要である．本症例は吸気性の喘鳴が出現してから約2〜3時間で窒息寸前までに至った．舌圧子で舌根部を刺激したりすると窒息する場合があるので，安易に口の中をみようとしてはいけない．また気管挿管する場合は，筋弛緩薬や静脈麻酔薬は基本的に禁忌で，吸入麻酔薬を使用し自発呼吸を残して行うべきである．

最終診断

急性喉頭蓋炎

TIPS

● 疾患そのものを勉強し，知っておくことが大事

急性喉頭蓋炎は何も治療介入しなければ致死的疾患である．しかし疑って確定診断し適切に治療を行えば，後遺症なく救命できる．急性喉頭蓋炎の特徴を知らないと診断にたどりつけなかったり，遠回りして生命の危険に陥ることがある．見逃してはならない疾患や致死的な疾患は，日頃から勉強し疾患そのものをよく知っておくこと，また診断，治療をいつもシミュレーションしておくことが大事と思われる．

■文献
1) 黒澤照喜：小児急性喉頭蓋炎9例の検討．日児誌 116(10)：1533-1537, 2012. ＜症例の症状，診断，検査結果，治療と予後がまとまって記載されている＞
2) 高瀬真人：急性喉頭蓋炎．小児科 50(8)：1275-1280, 2009. ＜気道確保の実際と管理上の注意点が記載されている＞

（寺川敏郎）

Case 11　1歳3か月男児．初期診断：嚥下困難

ブロッコリーでむせる!?

症 例

診療経過

　1歳3か月の男児．以前より母親は，どうも飲み込みが上手ではないと感じていた．1歳を過ぎた頃より外来受診することがあったが，離乳食中期程度のものであれば食べられており，体重増加もあったので経過をみていた．ところが今回受診時は，最近1週間ほど食物の嚥下困難がひどくなり，「食べたいという意欲はあるのに，いままで食べられていたものが食べられない」「どろどろしたものでも，のどでつっかえる感じがある」という訴えがあった．母親の話ではいつものどに痰が絡んでいる様子があり，咳も多く，嘔吐物にも痰がたくさん含まれているという（転機1）．

　来院時の診察所見としては，本人は見たところ元気で，呼吸も分泌物がたまっているようなゼロゼロした感じは強くない．胸部聴診所見に異常を認めず，咽頭所見上も扁桃腫大などなく，頸部リンパ節の腫脹も認めなかった．母親は「のどでつっかえる感じがある」と訴えるが，身体所見上は明らかな異常が指摘できず，全身状態は比較的良好であり，食事も何とか通っていることから，緊急性は低いと考えた．

　患児には9か月時に，異物誤飲を疑わせるエピソードがあった．少しかためのブロッコリーを食べた後にむせ込んでしまい，背中をたたいているうちに5分ほどで治まったというものだった．その後，いままでにクループと肺炎の診断で1回ずつ入院歴があるが，ほかの基礎疾患は認めていない．半年前の異物誤飲が影響していまになって嚥下困難を現すという可能性は低いと考えられたが，最近1週間の症状の増悪は原因精査が必要と思われたので，いったん帰宅のうえ，後日小児病院にて上部消化管造影検査を施行する予定とした．

　鑑別診断1：半年前の異物誤飲？

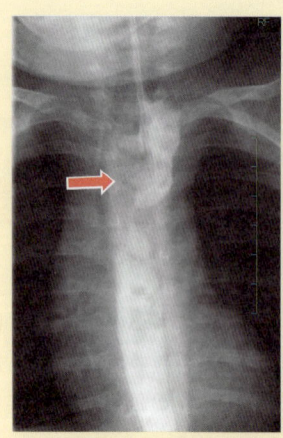

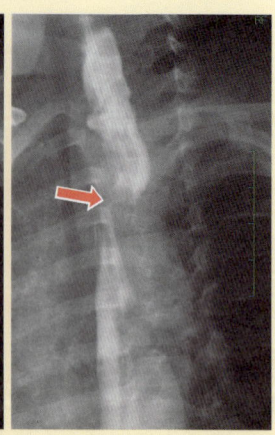

図1　初回の食道造影所見

　1週間後，小児病院にて上部消化管造影が施行された．上部食道に局所的な高度狭窄を認めた．狭窄部では食道の軸偏位を疑う所見あり，造影剤は狭窄部を越えて胃内へ流入したが，胃管を挿入することはできなかった（**図1**）．飲み込みが悪い症状はこの食道狭窄が原因であると診断し，さらなる精査目的に胸部造影CTを撮影した．CTでは上部食道に狭窄があり，狭窄部周囲の食道壁肥厚と食道周囲の腫瘤形成，気管の右側偏位を認め，X線透過性食道異物による食道穿孔，縦隔炎が疑われた．この頃には咳嗽，痰がらみの症状がさらに増悪しており，食道狭窄の進行に伴う慢性的な誤嚥による影響と考えられた．

鑑別診断2：食道異物による食道穿孔，縦隔炎

　その後，患児は入院し，消化器科により上部消化管内視鏡が施行された．上部食道に変形と狭窄を認め，ファイバーの通過は不可能であった．白苔様の付着物を認めたが，異物は見つからなかった．内視鏡的治療が困難であり，開胸手術での治療を検討されたが，食道異物と確定診断が得られておらず，手術による一期的治療は侵襲が大きいと考えられた．内視鏡的にも胃管の挿入はできなかったため，まず胃瘻造設を行い患部の安静と栄養状態の改善を図り，低侵襲な治療から根治を目指す方針となった（転機2）．

　胃瘻造設後1か月で上部消化管内視鏡を再び施行した．食道入口部より少し

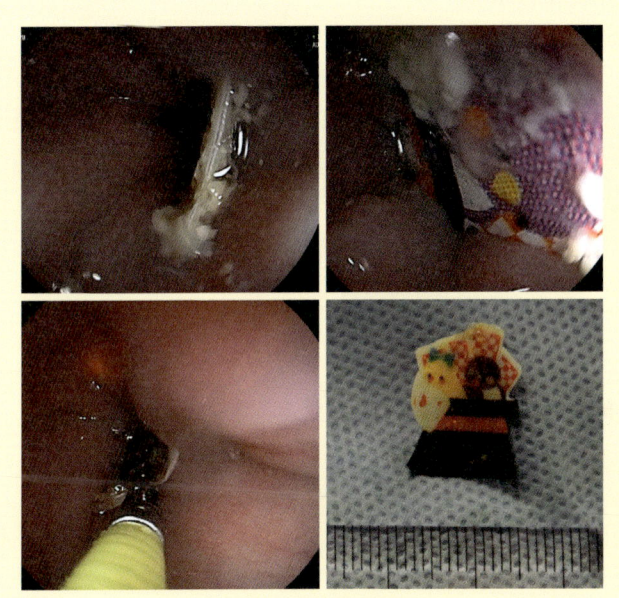

図2　上部消化管内視鏡にて食道異物摘出

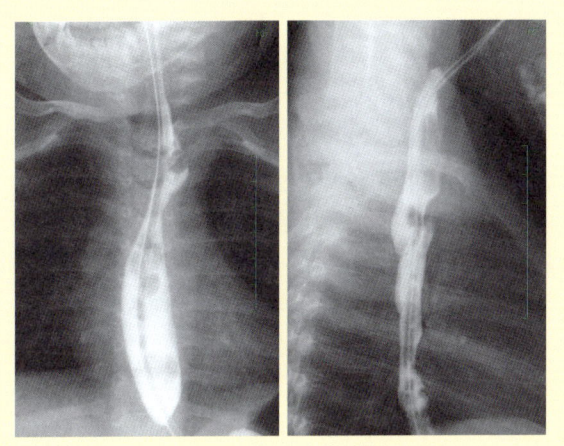

図3　異物除去から2週間後の食道造影所見

肛門側で食道異物を認めた．把持鉗子にて異物を除去したところキャラクターシールであった(図2)．異物除去後より気道分泌物の改善を認め，夜間吸引の必要回数も減り，SpO_2 低下もほとんど認めなくなった．X線上での気管の右

側偏位も改善した．異物除去より2週間後に施行した食道造影では狭窄部の著明な改善を認め，造影剤の通過は良好であった(**図3**)．患児はその後，少しずつ形ある物も摂取できるようになり異物除去から3週間で退院したが，5か月が経過した現在でもまだ狭窄は残存しており，慎重なフォローが必要な状態である．

教訓

転機1 慢性的な症状，増悪する症状を見過ごさない

　患児は以前から「飲み込みが悪い」という症状で外来フォローしていたが，食事は通過しており体重増加も得られていたことから詳しい検査は施行していなかった．今回も同様の症状が遷延しているということでの受診だったが，身体所見上は大きな異常がなさそうであり，緊急度は低いと思っていた．ただし最近1週間での症状の増悪と嚥下不良に加えて痰がからむ呼吸器症状も加わってきており，いままでは経過観察にとどめていたが今回はより専門的な検査が必要と考えるに至った．身体所見上，異常所見に乏しくとも，母親の訴えや慢性的な経過のなかでの症状の増悪を見過ごさずに画像検査の予定を立てたことで，診断に近づくことになった．

転機2 低侵襲な方法から診断，治療を進めていく

　造影検査で高度の食道狭窄が判明し，食道異物による肉芽形成・内腔狭窄を疑うも，当初，内視鏡で異物は確認されなかった．進行性に通過障害，咳嗽，痰がらみの症状が増悪してくるなか，すぐに開胸手術に踏み切らずにまずは胃瘻造設にとどめて局所の安静を保ち，経過をみる判断をした．結果的に炎症，肉芽が軽快し，その後の内視鏡で異物を確認するに至った．局所の安静を保っても異物が確認できなければ開胸手術も考えるべき状況であったが，段階的に治療することで比較的低侵襲な方法で確定診断，適切な治療に到達することができた．

最終診断

陳旧性食道異物

TIPS

●陳旧性食道異物の臨床

　本症例は半年前に異物誤飲を疑わせるエピソードがあり，その後も食道通過障害の症状が遷延し，その後，呼吸器症状も併発した陳旧性食道異物の一例である．

　陳旧性食道異物の主症状としては，① 食道通過障害のみ，② 喘鳴・咳嗽などの呼吸器症状のみ，③ 食道通過障害および呼吸器症状の両方を呈する場合に分かれ，呼吸器症状が主症状で気管支喘息と誤診され治療されていた報告例もある．陳旧性食道異物は 3 歳以下の幼児に多く，部位としては食道入口部付近に多い．異物の種類は X 線透過性異物，とくにプラスチック製のものが多い．

　説明のつかない嚥下障害や治療抵抗性の喘息様症状に対しては食道異物の可能性を念頭に置き，食道造影，CT などの画像検査で早期診断に努めるべきである．

■文献
1) 本田晴康, 他：陳旧性食道異物の幼児例. 日小外会誌 **30**(1)：132-137, 1994.
2) Miller RS, et al: Chronic esophageal foreign bodies in pediatric patients: a retrospective review. Int J Pediatr Otorhinolaryngol **68**(3)：265-272, 2004.

（下島直樹）

---

column 2

全部脱がせて診察する（その 1）

　発熱と咳を主訴に受診し，胸部の聴診と咽頭所見から急性上気道炎と診断して帰宅させたところ，「帰宅した直後に体幹の発疹に気がついた」と電話で相談がありました．水痘などの疾患も否定できないために，再度受診してもらうこととなりました．最初の受診の際にきちんと服を脱がせて診察しておけば，患者さんは二度手間にならずにすんだでしょう．子どもはちょっとしたかぜでも非特異的な発疹が出現することがあるので，できる限り服を脱がせて皮膚も観察するべきでした．

（崎山　弘）

おかしいと思ったら迷わず採血

1歳3か月男児. 初期診断：打撲後の青あざ／2歳男児. 初期診断：鉄欠乏性貧血／6歳女児. 初期診断：繰り返す発熱

Case 12～14

症例

Case12 打撲後の青アザ？

診療経過

　1歳3か月の男児が，頭部を打撲し皮下血腫ができたということで来院した．診察では胸部から腹部にかけ1～2 cm 大の青アザがみられた．神経学的所見を含め，ほかの診察所見には異常はなかった．紫斑の原因を調べるために肘静脈から採血を行い（転機1），翌日受診するよう指示して帰宅させた．

　血液検査の結果は，WBC 11,030/μL，RBC 477×10^4/μL，Hb 12.2 g/dL，Ht 36.3%，MCV 76.1 fL，MCH 25.5 pg，MCHC 33.6%，Plt 35.1×10^4/μL，PT 12.2秒，PT-INR 1.01，APTT 74.6秒，フィブリノゲン 312 mg/dL であった．翌日午後に受診したが，採血したほうの上肢が腫脹し，一部青紫色に変色しており，上肢もあまり動かさなかった（転機2）．このため出血性疾患を疑い，専門病院に紹介となった．

　専門病院の検査で血友病 A（凝固第Ⅷ因子活性 1% 未満）と診断され，第Ⅷ因子製剤での治療を受けた結果，上肢の腫れはひき，おもちゃで遊ぶようになった．

Case13 顔色が悪い子は？

診療経過

　2歳の男児が，顔色不良で何となく元気がないということで，かかりつけ医を受診した．診察では眼瞼結膜が貧血様で，爪床や口唇色は蒼白であった．肝腫やリンパ節腫脹はみられなかったが脾腫は季肋下 1 cm 認めた．このため年

齢的に多くみられる鉄欠乏性貧血およびウイルス感染を疑って血液検査を行い（転機1），翌日に再受診するように伝え，帰宅とした．翌日の受診時，前日より活動性に乏しく，血液検査の結果が WBC 8,900/μL, RBC 148×10^4/μL, Hb 4.2 g/dL, Ht 12.4%, MCV 83.8 fL, MCH 28.4 pg, MCHC 33.9%, Plt 33.9×10^4/μL, 血清鉄 78 μg/dL, 総鉄結合能 318 μg/dL であった．このため専門病院に，鉄欠乏性貧血とは異なる貧血ということで紹介された．

なお，この約2週間前から保育所で伝染性紅斑（りんご病）が流行していた（転機3）．また，日頃から眼球結膜が軽度黄染していたが，今回の受診時には結膜の黄染は目立たなかった．

専門病院の診察で脾腫を指摘され，諸検査の結果，球状赤血球症とパルボウイルス感染による無造血発作と診断された．入院時検査所見は RBC 133×10^4/μL, Hb 3.6 g/dL, Ht 11.2%, MCV 84.2 fL, MCH 27.1 pg, MCHC 32.1%, Ret 2‰, T-Bil 1.2 mg/dL, D-Bil 0.2 mg/dL, ハプトグロビン 10＞mg/dL で，血液の塗抹標本で球状赤血球が認められた．

Case14 繰り返す発熱と関節痛

診療経過

6歳の女児．3〜4週間前より繰り返し 38.3〜38.6℃ の発熱，鼻汁がみられ近医を受診したが，かぜとの診断で経過観察となった．2〜3日で解熱したが，数日後には再び発熱を認め，肘関節痛もみられた．このときの熱は1日で下がり，関節痛も消失し，比較的元気に過ごしていた．その4日後 38.8℃ の熱が出るとともに膝関節痛もみられた（転機4）．このため再び午前中に近医を受診した．診察で小豆大の頸部リンパ節を4〜5個指摘され，血液検査を受けて（転機1）帰宅した．

その日の夕方に同医より電話を受け，至急再受診するように指示された．血液検査の結果は，WBC 20,920/μL, RBC 234×10^4/μL, Hb 6.7 g/dL, Ht 19.7%, Plt 8.7×10^4/μL, Ret 8.7‰, AST 33 IU/L, ALT 12 IU/L, LDH 881 IU/L, 尿酸 5.3 mg/dL, CRP 0.3 mg/dL で中等度の貧血，WBC 増加，Plt 減少，LDH 上昇を指摘され，専門病院へ紹介された．

専門病院の医師は当初，発熱，関節痛が断続的にみられ，わずかに頸部リンパ節腫脹もみられるが，熱が下がったときには比較的元気にしていたため関節リウマチを考え血液検査を行った．また，頸部リンパ節腫脹もこの年齢の児ではよくみられる程度であり，感染による反応性リンパ節腫脹と考えていた．
　しかし，入院時の血液検査は WBC 28,920/μL（白血球分画は blast 51%，seg 2%，lym 35%，atypical lym 12%），RBC 208×10^4/μL，Hb 6.1 g/dL，Ht 17.6%，Plt 4.7×10^4/μL．骨髄検査は NCC 18.4×10^4/μL，blast 99.1%，芽球の表面マーカーでは CD10，CD19，CD34，HLA-DR が陽性であり，急性リンパ性白血病と診断された．

教訓

転機1 異常を感じたら採血を

　上記の3症例はすべて，血液検査が診断のきっかけとなった．プライマリ・ケア，とくに少人数のスタッフで診療を行っているような施設では，子どもの採血に二の足を踏んだり，次回も何かあったら血液検査を行おうなどと考えがちになってしまうだろう．しかし，紫斑，貧血，繰り返す発熱など，血液や免疫に異常を思わせるような症状のとき，何かがおかしいと感じたときには，ためらわずに採血を行うことで危ない疾患の見落としを防げる可能性がある．特殊な検査を実施して確定診断に至る必要はない．これらの症例のように血算・生化学，場合によっては凝固検査を追加して行うことで，大きな情報が得られることを知ってもらえたらと思う．
　以下，各症例の教訓（転機）を挙げる．

転機2 Case12：血友病の特徴，採血での注意

　血友病は，日本全体で小児から成人まで合わせても6,000人前後しかおらず，0.005%の頻度でみられるにすぎない稀少疾患である．男児出生5,000～10,000人に1人である．
　血友病の重症型の児の場合，まず出産時の頭蓋内出血，帽状腱膜下血腫があり，次に寝返りやハイハイができる時期に硬く角張ったものの上に身体をのせてしまい症状がみられることが多く，また1人歩きができる時期になると足関節，膝関節の出血がみられる．この点を乳幼児健診のときには頭の隅に置いておくべきである．

また出血性疾患を疑った児の診療では，血友病であったときは肘静脈から採血を行った後にしっかりと15〜20分止血しないと深部での出血が止まらず，半日以上の経過で上肢が腫れてくることがあるので注意を要する．

転機3　Case13：溶血性貧血では伝染性紅斑の流行を確認

溶血性貧血患児は，新生児期に高ビリルビン血症をきたし，光線療法を受けていることが多いので，初診患者では新生児期の出来事についての問診も大事である．また，貧血，黄疸，胆石などの既往のある家族がいないかどうかも聞きとる必要がある．

また溶血性貧血患者では，伝染性紅斑に罹患した後に無造血発作を起こし貧血が増強するので，伝染性紅斑が流行しているかどうかも聞きとる必要がある．伝染性紅斑の流行があるときに顔色不良の児が来院した場合は，溶血性貧血も考慮に入れ，腹部の触診を行い脾腫の有無をみたり，血液検査では網赤血球比率，ビリルビン値(T-Bil/D-Bil)をみることが大事である．

貧血が高度の場合，高熱を出したときに心不全をきたすことがあるので，慢性貧血の患児でも発熱したときは普段の血色素量と比べ，どのくらい貧血が進行しているのかを知る必要がある．貧血の進行が高度であるときは通常のウイルス感染というより，流行がはっきりしていなくてもパルボウイルス感染症を考慮する必要があり，入院させて様子を観察し，貧血の進行，脈拍の増加傾向，発熱をみたときには輸血も考慮する必要がある．

転機4　Case14：見つけにくい白血病

小児科外来には発熱で来院する小児が多くみられ，とくに年少児では感染を繰り返すことも時々みかける．この患児の場合，年齢が少し大きいことと，貧血がみられるが発熱もしており，発熱による顔面の紅潮によりわかりにくい状況にあったと思われる．また患児の顔色が悪くても，家族は毎日児を見ているため，徐々に顔色が変化していることに気づきにくい．

関節痛を含めた四肢痛は決してまれではなく，関節リウマチと診断する前には除外診断として骨髄検査で白血病を否定する必要がある．患児によっては急速に白血球増加，貧血の増強，血小板数の減少が進行する場合もあり，合併症が数日の違いで出る場合もあるので，早い判断で専門病院に紹介する必要がある．

最終診断

Case12 血友病 A（重症型）
Case13 遺伝性球状赤血球症
Case14 急性リンパ性白血病

TIPS

●Case12：出血による血友病の判断と最近の治療

　凝固因子異常による出血症状の場合は，斑状出血や皮下血腫が多く，血小板の数の異常や機能異常の場合は点状出血が多い．関節出血は凝固因子異常，とくに血友病のときにみられることが多い．

　血友病は診断後から，または数回以内の関節出血後に定期的に欠乏している因子の定期補充を行うことが一般的になってきている．はっきりとした打撲の既往がなくても頭蓋内出血を起こすことがあるため，血友病と診断されている児が何となく元気がないという場合には，因子製剤を投与することも考慮しなければならない．

●Case13：溶血性貧血と鉄欠乏貧血

　進行がゆっくりである鉄欠乏性貧血や，貧血の進行がほとんどみられない溶血性貧血の安定期では，血色素量の低さの割に臨床症状に乏しいことがほとんどである．しかし，感染症に罹患したときには脾機能が亢進し，貧血の進行と黄疸の増強がみられる．球状赤血球症の患児がパルボウイルスに感染したときは，ウイルスが赤血球や，その前駆細胞内で増殖し血球を破壊するために，貧血が急速に進行するので注意を要する．

　患児の場合，元気がなくなり，血液検査の結果でも1日で貧血の進行がみられることから鉄欠乏性貧血とは異なり，溶血性貧血を疑うべきと考える．

●Case14：急性リンパ性白血病の特徴

　小児の急性リンパ性白血病では，初発症状として発熱は約60％，顔色不良は60～70％，肝脾腫 40～60％，出血斑は約30％，関節痛は約10～20％にみられ，リンパ節腫脹は約60％にみられるが，病的に大きいもの（2 cm 以上）はその中で1/3程度とそれほど多いものではない．小児と成人ではみられる白血病のタイプも大きく

異なり，小児ではみられないものもある．また，小児の白血病ではFAB分類の型により症状が異なることも多い．

■文献
1) 吉岡章：叡智の結集－過去，現在，そして未来へ－血友病治療の進歩と今後の展望．日小児血がん会誌 **49**(1-2)：16-23，2012．＜1986年頃から変わってきた血友病治療の歴史と今後の治療の行方について書かれている＞
2) 嶋緑倫：血友病診療の展望－個別化治療の必要性．臨床血液 **53**(10)：1737-1744，2012．＜現在の血友病治療の考え方について記載されているので診療の参考になる＞
3) 原田大輔：インヒビター保有血友病Aの長期治療経験．小児科臨床 **65**(11)：2369-2375，2012．＜インヒビター保有例の治療に関して記載されている＞
4) 金子隆：血友病．東京都立清瀬小児病院(編)：実践で役立つ小児外来診療指針．pp467-471，永井書店，2004．
5) 金子隆：溶血性貧血．東京都立清瀬小児病院(編)：実践で役立つ小児外来診療指針．pp452-457，永井書店，2004．
6) Kataoka A, et al: Varied clinical course of aplastic crisis in hereditary spherocytosis. Pediatr Int **56**(1): 100-102, 2014.
7) 渋谷温，他：【進歩する子どもの貧血の診断と治療】赤血球がこわれやすくなっている貧血．チャイルドヘルス **15**(6)：411-414，2012．
8) 岡本展裕：血液・腫瘍－急性リンパ性白血病．小児科診療 **77**(suppl)：464-468，2014．
9) 堀部敬三：小児ALLの治療方針．臨床血液 **53**(10)：1538-1548，2012．

(金子　隆)

Case 15 乳児の急性胃腸炎の落とし穴

1歳6か月男児．初期診断：急性胃腸炎

症例

診療経過

1歳6か月の男児，体重10 kg．3日前からの嘔吐・下痢のためA小児科診療所にて整腸薬を処方され経過をみていた．便中ロタウイルス抗原陽性が確認され，ロタウイルス性腸炎の確定診断が得られた．下痢は改善傾向であったが，嘔吐は頻回となり吐物に血が混じるため，深夜に当院救急外来を受診した．腹部は平坦，グル音は低下しているが，皮膚ツルゴールは正常，末梢冷感は認めず．輸液を開始し，点滴後も嘔吐は何度かあったが，脱水はある程度補正され，経口摂取での飲水は可能であり，元気も出てきたため帰宅とした．

鑑別診断1：ロタウイルス性腸炎

当初，経過観察で十分と判断していた．帰宅後，翌日も嘔吐は続いたため，休日の救急外来を受診するも，腸炎が長びいているとの判断で，ナウゼリン®継続の判断になった．
いわゆる胃腸炎であり，対症療法をするしかなく，脱水に注意しながら改善するのを待つしかないと判断し，少なくとも急激に悪化するような病態ではないと考えた．

鑑別診断2：急性胃腸炎の遷延，脱水症

今朝から吐血，タール便を認めたとのことで3度目の救急外来受診となった．診察時には，意識清明であるがややぼーっとしており傾眠傾向であった．
腹部X線写真では，フリーエアやニボー像は認めなかった．WBC 12,650/μL，Hb 11.4 g/dL，BUN 36 mg/dL，Cr 0.4 mg/dL，Na 123 mEq/L，K 5.2 mEq/L，Cl 94 mEq/L，血液ガス：pH 7.420，$PaCO_2$ 24.0 mmHg，HCO_3^-

15.5 mEq/L, BE −6.9 mEq/L であった.
　脱水症はあると判断し, 補液が開始された. 吐血, 下血を認めたことから, 外科医にコンサルトした. 外科医は胃チューブを留置して排液を観察したところ, 茶褐色の排液を少量認めた.「胃腸炎による頻回の嘔吐のため胃・食道粘膜が損傷して出血が起こった可能性」を考えた. 全身状態が落ち着いていること, Hb 低下も軽度であることから, まずは保存的に経過をみるという方針となった.
　制酸薬, 胃粘膜保護薬, 止血薬の投与が開始された.

鑑別診断3：急性胃腸炎, 嘔吐症, 胃・十二指腸粘膜損傷による出血

　入院当日の夕方になり, 補液を続けるが排尿を認めず, 導尿すると 100 ml の尿が得られ, 尿比重 1.015, ケトン2+であり, 補液を継続する方針となった. このときに採血を行い, Hb 9.2 g/dL, 血液ガス：pH 7.382, $PaCO_2$ 35.6 mmHg, HCO_3^- 21.1 mEq/L, BE −2.9 mEq/L であった. 貧血は進行していたが, 胃チューブからの排液は認めず, その後の吐血, 下血も認めなかったこともあり, 輸液による希釈の要素もあるため, 経過観察でよいと判断した.
　深夜になり, 心拍数の増加, SpO_2 が低下していることに病棟看護師が気づき, 小児科主治医にコールした. 主治医の到着時には, 顔面蒼白となり, 呼吸浅表性, 心拍数 170〜180/分, この時点で多量のタール便を認めた. 呼吸状態が不安定となり, 外科医, 麻酔科当直医を直ちにコールし, 緊急気管挿管を試み, 喉頭展開したところ多量の新鮮血嘔吐を認めた(転機❶).
　急激にショックバイタルとなり, 意識消失, 顔面蒼白, 脈拍微弱となり, 生理食塩水, アルブミン製剤をポンピングしながら, 輸血の準備を行った. 輸血の到着を待ちながら, 手術の準備を同時に行った(転機❷). 輸血が到着し, ポンピング開始すると血圧は安定してきた. 以上の経過から, 胃もしくは十二指腸潰瘍からの出血が考えられた.

鑑別診断4：十二指腸潰瘍, 出血性ショック

　ポンピングしながら手術室に入室し, 上部内視鏡検査を行うと, 胃内には多

量の血液が貯留していたが観察内では胃潰瘍は認めず，幽門から新鮮血が胃内に流入しており十二指腸潰瘍からの出血が強く疑われた．出血量が多く，視野確保困難で，内視鏡的な止血術は困難であると判断した．

1歳6か月（体重10 kg）であり，血管造影による動脈塞栓術は困難であると判断し，開腹止血術を行う方針とした．上腹部横切開で開腹し，十二指腸球部前壁を切開すると，後壁より拍動性の出血を認めた．大きな潰瘍底に露出血管を認め，ここからの出血であるとわかった．Z縫合を数針かけ，止血された．

止血すると，血圧は徐々に安定し，脈拍も落ち着いてきた．ポンピングしていた輸血も自然滴下で安定するようになった．幸い術後経過は安定し，無事に退院できた．

教訓

転機1 乳幼児の胃腸炎は続発性に十二指腸潰瘍を発症することがある

小児の十二指腸潰瘍は主に学童期以降に発症し，乳幼児例はきわめてまれである．しかし乳幼児十二指腸潰瘍は，本症例のように急性劇症型で発症することが多く，穿孔や大量出血からショックに至り，死亡例も少なくないことから，早期診断・治療が重要である．

乳幼児の十二指腸潰瘍の原因は，何らかの先行感染や副腎皮質ステロイドホルモン，非ステロイド性抗炎症薬の服用などに起因する二次性の場合が多いとされる．先行感染では本症例のようにロタウイルス性腸炎での報告が多いがノロウイルス性腸炎でも報告を認める．また原因ウイルスが検出されないいわゆる急性胃腸炎と診断された患児でも二次的な十二指腸潰瘍は発生するため，ロタ・ノロウイルスという診断に固執すべきではない．

すなわち乳幼児の急性胃腸炎の治療においては，経過中に遷延する嘔吐や，吐物・便に血液混入を認めた場合には，続発性の十二指腸潰瘍の発生の可能性を考え，早期の診断を行い，制酸薬の投与を開始しながら，手術の可能性を念頭に治療にあたる必要がある．

転機2 乳児発症の出血性十二指腸潰瘍では緊急手術を考える

原則的には内科的治療を行う．すなわち，成人の胃十二指腸潰瘍と同様に，H_2

受容体拮抗薬やプロトンポンプ阻害薬などの制酸薬を投与することが基本的な治療方針である．

内科的な治療のみでも治癒する場合もあるが，本例のように内科的治療を行っても十二指腸潰瘍からの出血のコントロールがつかない場合には，観血的な方法による治療が必要になる場合がある．止血方法としては，①内視鏡的止血術（トロンビン散布，エタノール局注，クリッピング），②血管塞栓術，③手術（開腹止血術）を検討する．幼児症例でも①や②の方法にて止血できたとの報告も認めるが，実際には体が小さいため手技的に困難なことも多く，①や②の低侵襲な方法に固執しないで，早期に③の開腹適応を判断する必要があると考える．

最終診断

急性胃腸炎に続発した急性十二指腸潰瘍，出血性ショック

TIPS

● 乳幼児での急性胃腸炎症例では，続発する十二指腸潰瘍の可能性を考えておく

ロタウイルス性腸炎と診断したら，本症例のように保存的に経過をみるだけでよいとは考えないほうがよい．続発性十二指腸潰瘍の実際の発生頻度は少ないが，いったん発症すると重症・劇症化する可能性があることを知ったうえで診療にあたることが重要である．本症例のように主に後壁に潰瘍ができた場合には胃十二指腸動脈に穿通することで出血をきたすが，一方で主に前壁に潰瘍ができた場合には穿孔で発症する．

■文献
1) 酒井秀政, 他：ロタウイルス腸炎に続発した急性十二指腸潰瘍の1歳男児例．小児科臨床　59(6)：1105-1108, 2006.
2) 渡井有, 他：ロタウイルス腸炎に合併した十二指腸潰瘍穿孔の2幼児例．日小外会誌　39(6)：758-764, 2003.
3) 吉田達之, 他：緊急手術を要した出血性十二指腸潰瘍の1例．小児科臨床　55(2)：257-261, 2002.
4) 佐藤洋平, 他：急激に十二指腸潰瘍穿孔を来したロタウイルス胃腸炎の1歳女児例．小児科臨床　65(7)：1699-1703, 2012.

（小森広嗣）

column 3　全部脱がせて診察する（その2）

　熱の高い幼児が毛布に丁寧にくるまれていて，真っ赤な顔をしてフーフーと息を荒らげている様子を「高熱でぐったりしています」と表現する保護者がいます．熱が高くても，寒くさせるとはもっての外と言わんばかりに，服を脱がせるのがかわいそうと抱きかかえています．「これはうつ熱といって熱がこもっているのだから，服を脱がせてください」といっても，「そうですか？」と納得されないこともあります．保護者にはっきりと拒否されることもあります．

　こういうときは，「熱で脱水になっているか心配なので，体重測定をさせてください．正確に評価したいので，パンツ1枚でお願いします」と話しかけて，ゆっくりと裸にします．体重測定が終わったあとも，「水ぼうそうなど発疹が出る病気もあるので，全身を拝見します」と裸のままで数分間を過ごさせると，そのうちに涼しくなって子どもが笑顔をみせて機嫌がよくなることがあります．

　「落ち着いた表情ですね」という問いかけに「家ではもっとぐずっていました」と保護者が答えるようであれば，筆者のセリフはいつも同じです．

　「まだ服を脱がせて診察をしただけですから，何も治療はしていません．自宅といまここにいる状況とで病気は何も変わっていません．ということは，自宅でも服を脱がせればこの程度のご機嫌になったはずです」．

　「着せすぎで熱が下がらない」などと保護者のやり方を否定するような表現では受け入れてもらえませんが，子どもが笑顔になって機嫌がよくなることを示すことができれば，保護者の対応も変わりやすいようです．

（崎山　弘）

Case 16　2歳男児．初期診断：細菌性腸炎

血便から疑う疾患

症例

診療経過

　生来健康な2歳0か月の男児．「下痢が徐々にひどくなっている」と訴えて，当院を受診した．

　6日前から何となく元気がなかった．5日前から軽度の食欲低下と水様性下痢を認めた．3日前になって下痢の回数が増えたため，近医を受診．ウイルス性胃腸炎の診断にて，乳酸菌製剤の投与を受けた．1日前には，下痢の増悪（6〜7回/日）と嘔吐のため，近医を再診．脱水の症状があると説明を受け，点滴を受けて帰宅した．

　今回の当院来院時には，水様性下痢が1日10回程度に増えており，おむつの交換が頻回であった．受診中にも排便があり，おむつ内を確認したところ，図1のような血便が認められた（転機1）．来院時，ぐったりしていて元気はないが意識は清明．経過中，明らかな発熱は認めなかった．

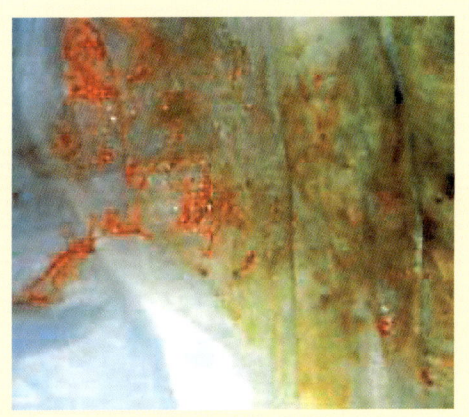

図1　本症例の便の性状
（文献1より転載）

当院来院時の身体所見は，身長 85.4 cm，体重 10.9 kg（病前体重は 11.5 kg），体温 37.2℃，血圧 87/62 mmHg，心拍数 108/分であった．

鑑別診断 1：細菌性腸炎±肛門周囲粘膜の損傷，腸重積症

　下痢と血便の原因疾患として，頻度の高い細菌性腸炎を疑った．便に混じっている血液が鮮紅色だったので，血便の原因として肛門周囲の粘膜の損傷もあるかもしれない．そう考えて肛門周囲を観察したが，明らかな出血源は特定できなかった．

　また，血便を認める 2 歳の小児であれば，腸重積症も鑑別に挙がるかもしれない．しかし，本症例の便の外観（図 1）は，腸重積に典型的な粘血便というよりは下痢に新鮮血が混入している状態に見える．念のため，腹部の触診で腫瘤を検索したが，腫瘤は触知しなかった．

　脱水の程度の確認のため，ここ 1 日くらいの排尿の頻度を家族に確認したが，「あまりに下痢によるおむつの交換が頻回で，尿の回数はわからない」とのことだった（尿だけでおむつがぬれていることはなかったとのこと）（転機2）．体重減少を認めており，脱水がありそうだったので，点滴を実施して活気の回復と排尿が確認できれば帰宅してもらい，明日，再診してもらおうと考えた．末梢静脈ライン確保時，念のため，脱水の程度の評価目的で，採血も行うことにした．

　血液検査の結果は，WBC 19,310/μL，Hb 8.1 g/dL，Plt $0.6×10^4$/μL，総蛋白 4.3 g/dL，Alb 2.5 g/dL，BUN 29 mg/dL，Cr 0.56 mg/dL，LDH 1,740 IU/L，CRP＜0.1 mg/dL だった．著明な貧血，血小板減少がまず目についた．LDH が高いのは，溶血のせいだろうか？ 消化器系の疾患だけでは説明がつかないかもしれない．血清 Cr は，成人の基準値と照らし合わせてみると，あまりに気にならない数字だが，小児の場合の基準値はどれくらいだっただろう？ 確認してみると，日本人の 2 歳男児の血清 Cr の基準値は 0.24 mg/dL であった（転機3）．明らかに血清 Cr も高い．

　細菌性腸炎と貧血，血小板減少，急性腎障害がそろえば，溶血性尿毒症症候群（hemolytic uremic syndrome：HUS）を疑う必要があるかもしれない．

Case 16 血便から疑う疾患 | 89

鑑別診断2：細菌性腸炎，貧血＋血小板減少＋急性腎障害
→溶血性尿毒症症候群

　すぐに入院加療とした．検査室に確認したところ，血液像では破砕状赤血球が確認され，HUSの三主徴である以下の①～③を満たした．
　① 溶血性貧血(破砕状赤血球を伴う貧血でHb 10 g/dL未満)
　② 血小板減少(Plt $15 \times 10^4/\mu L$未満)
　③ 急性腎障害(血清Crが年齢・性別基準値の1.5倍以上．小児の血清Crは日本小児腎臓病学会の基準を用いる)
　入院時に採取した便検体からは，後日，腸管出血性大腸菌O157：H7が検出された．またこの大腸菌は，志賀毒素1型および2型(STX1，STX2)を産生していることが判明した．
　本症例は，腸管出血性大腸菌(enterohemorrhagic *E.coli*：EHEC)感染に起因するHUSと診断することができた．

教訓

転機1 血便に注意をとらわれすぎない

　本症例の血便は，EHEC感染症による出血性腸炎が原因であったと考えられる．図2にEHEC O157：H7感染症の臨床経過を示す．EHEC感染者約1～10%は下痢の出現後にHUSを発症する．また，血便はHUS患者において約80%で認められる高頻度の症状である．
　血便を呈する患者に遭遇した場合，消化管領域の疾患に意識が集中してしまうかもしれないが，本症例のようにHUSを発症すると，溶血性貧血，血小板減少，急性腎障害が認められる．重症感があり，血便を呈している小児では，これらのHUSの三主徴の有無を確認するためにも，躊躇せず血液検査を行うべきである．

転機2 本当に尿は出ているのか？

　トイレ排泄の習慣が獲得されていない小児では，便および尿がおむつ内に排泄される．EHECによる頻回の下痢は，おむつ内への排尿回数の確認を困難にしてしまう．
　排尿が確認できないのは，おむつ内で尿と下痢便が混ざってしまっているからだ

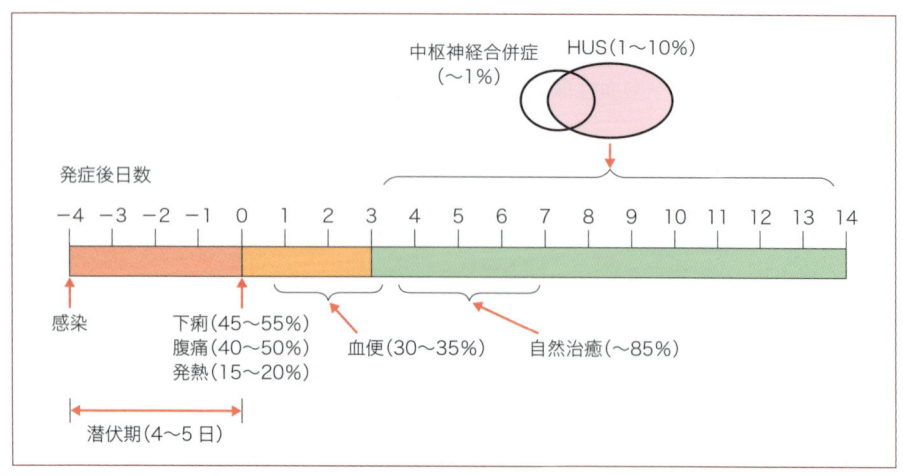

図2　腸管出血性大腸菌 O157：H7 感染症の臨床経過
(藤田信一, 他：感染症 (3 類) の診断・治療―腸管出血性大腸菌感染症. 医学と薬学 **59**(6)955-961, 2008 より一部改変)

ろうと思い込んでいるうちに, 実際には脱水および HUS 発症のために, 乏尿・無尿に陥っていることもある. 排尿回数がはっきりしない場合は, 血清 Cr の確認などによって, 急性腎障害の程度を把握しておくことが必要である.

転機3　血清 Cr 値の評価

　Cr は筋肉内のクレアチンの代謝産物である. 血清 Cr は, 腎機能の指標として有用であるが, 基準値は, 被測定者の筋肉量に影響される. とくに, 成長によって筋肉量が変化していく小児においては, 血清 Cr 基準値が年齢, 性別によって大きく異なる. 表1に日本小児腎臓病学会の「日本人小児の年齢・性別血清クレアチニン基準値」を示す. 本症例の血清 Cr 0.56 mg/dL は, 2 歳男児では異常高値であるが, 13 歳以上の男子であれば基準範囲内となる. なお, 2 歳以上 12 歳未満の正常血清 Cr 中央値は, 以下の推算式で産出が可能である.

　正常血清 Cr 中央値 (mg/dL) ＝ 0.30 × 身長 (m)

　本症例は身長 85.4 cm (＝0.854 m) とすると, 上記の式から正常血清 Cr 中央値を約 0.26 mg/dL と推算でき, 簡便な血清 Cr 値の評価法として有用である[2].

表1 日本人小児の年齢・性別血清クレアチニン基準値

	2.50%	50%	97.5%
3〜5か月	0.14	0.2	0.26
6〜8か月	0.14	0.22	0.31
9〜11か月	0.14	0.22	0.34
1歳	0.16	0.23	0.32
2歳	0.21	0.24	0.37
3歳	0.21	0.27	0.37
4歳	0.2	0.3	0.4
5歳	0.25	0.34	0.45
6歳	0.25	0.34	0.48
7歳	0.28	0.37	0.49
8歳	0.29	0.4	0.53
9歳	0.34	0.41	0.51
10歳	0.3	0.41	0.57
11歳	0.35	0.45	0.58
12歳 男	0.4	0.53	0.61
13歳 男	0.42	0.59	0.8
14歳 男	0.54	0.65	0.96
15歳 男	0.48	0.68	0.93
16歳 男	0.62	0.73	0.96
12歳 女	0.4	0.52	0.66
13歳 女	0.41	0.53	0.69
14歳 女	0.46	0.58	0.71
15歳 女	0.47	0.59	0.72
16歳 女	0.51	0.59	0.74

(Uemura O, et al: Age, gender, and body length effects on reference serum creatinine levels determined by an enzymatic method in Japanese children: a multicenter study. Clin Exp Nephrol 15(5): 694-699, 2011／五十嵐隆,他:溶血性尿毒症症候群の診断・治療ガイドライン2013. 東京医学社, 2014より)

最終診断

腸管出血性大腸菌感染症,溶血性尿毒症症候群

TIPS

● EHEC 感染症による便の性状

　EHEC 感染症による便は，典型的には，下痢が徐々に便成分の少ない血液そのものの状態（"all blood, no stool" と形容される）に変化していくとされるが，粘血便を呈することもある．加えて，EHEC 感染の消化器系合併症には，本症例で鑑別に挙がった腸重積症があることも覚えておくとよい．粘血便を契機に腸重積症と診断された症例で，腸重積整復後に EHEC 感染や HUS 発症が確認されることもある．

■文献
1) 川村尚久：溶血性尿毒症症候群（HUS）．チャイルドヘルス 15(4)：22-25，2012．
2) 五十嵐隆，他：溶血性尿毒症症候群の診断・治療ガイドライン．東京医学社，2014．http://www.jspn.jp/file/pdf/20140618_guideline.pdf（最終アクセス 2015 年 2 月）＜HUS，EHEC 感染の診断から治療の実際までの指針が得られる＞
3) 石倉健司，他：小児慢性腎臓病（小児 CKD）診断時の腎機能評価の手引き－血清クレアチニンを測定したときに知っておきたいこと．2014．http://www.jspn.jp/kaiin/2014_egrf/2.pdf（最終アクセス 2015 年 2 月）＜小児の腎機能評価時に有用な手引きである＞
4) 吉矢邦彦，他：腸管出血性大腸菌感染症の治療－溶血性尿毒症症候群の疫学，治療成績に関する統計(全国調査研究より)．小児感染免疫 19(1)：59-64，2007．＜国内の EHEC 感染，HUS に関する疫学的なデータが網羅されている＞

（橋本淳也・石倉健司）

2歳女児．初期診断：気管支喘息？

Case 17　1歳男児ではないけれど

症　例

診療経過

　2歳の女児．夕方に立ってピーナッツを食べていたところ，突然嘔吐し，その後喘鳴が持続したため，近医を受診した．この経過から気道異物も疑われたが，胸部X線で異常を認めなかったために，気管支喘息を疑われ気管支拡張薬の吸入を受けてその日は帰宅するように説明された．翌日，喘鳴が持続していたため，再度近医を受診して，吸入を行い帰宅した．しかし，喘鳴が消失せず，さらに微熱もみられたためにまた受診したところ，気道異物の疑いとして当院呼吸器科に紹介となった．

鑑別診断1：気道異物，気管支喘息

　当呼吸器科受診時，顔色不良はなく，有意なSpO_2低下も認めなかった．し

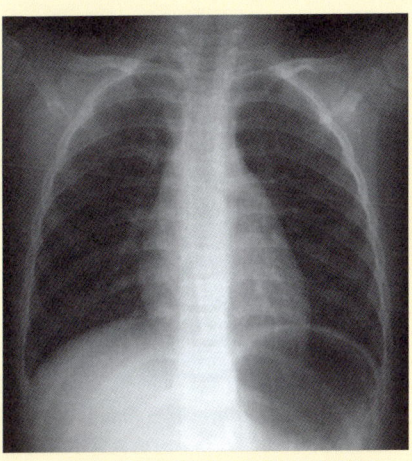

図1　呼吸器科初診時の胸部X線写真

かし，著明な往復性喘鳴あり，軽度の前胸部吸気性陥凹を認めた．時に刺激性の咳嗽があり．肺聴診所見は，往復性喘鳴を認めるが，呼吸音の左右差は認めなかった．胸部X線写真(図1)では，両肺ともに過膨張傾向の所見はあるが，無気肺や左右差を認めない(転機1)．

しかし，症状出現の直前にピーナッツを食べていたこと，突然のむせ(choking episode)，それに引き続く喘鳴が持続していたことから気道異物を疑い(転機2)，全身麻酔下に気管支鏡を行い，異物摘出を行った．

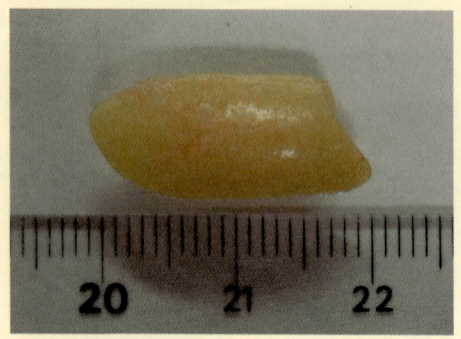

図2 摘出されたピーナッツ片

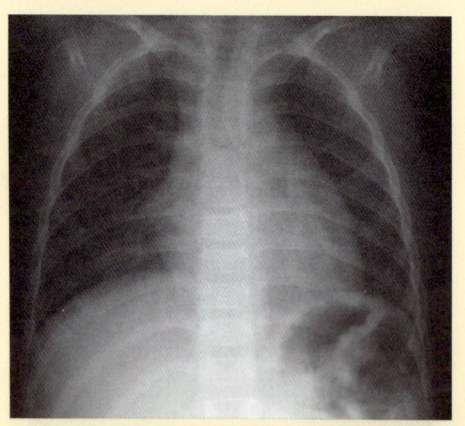

図3 ピーナッツ片摘出翌日の胸部X線写真
当科初診時に認められた，両肺の過膨張所見は改善している．

鑑別診断2：気道異物

軟性気管支鏡で下部気管に嵌頓しているピーナッツ片を確認し，硬性鏡を用いて摘出した．摘出された異物は長さ約2 cmのピーナッツ片であり，1粒のピーナッツが2片に割れたそのままの大きさであった(**図2**)．異物摘出後は，全身状態・呼吸状態ともに良好で，発熱も認めなかった．翌日撮影された胸部X線写真(**図3**)は，若干の気管支陰影増強以外に異常を認めず，入院時の胸部X線に比べると，過膨張所見が改善していると考えられた．

教訓

転機1 臨床症状と検査所見の乖離がある場合には，必ず説明がつくまで考える

往復性喘鳴は明らかな異常所見であるので，胸部X線写真に異常があるはずである．本症例でも，異物摘出後のほうが，2歳児として違和感がない胸部X線写真(**図3**)である．普段，私たちが胸部X線写真をみる場合，1枚だけでは往々にして騙されやすいことを覚えておくべきである．ピーナッツの嵌頓部位は気管支が多い．旧国立小児病院呼吸器科におけるピーナッツ異物70例のうち気管に嵌頓していたのは6例にすぎない(**図4**)．喉頭や気管に異物が嵌頓した場合には，症状や胸部X線所見を評価するうえで，細心の注意が必要である．

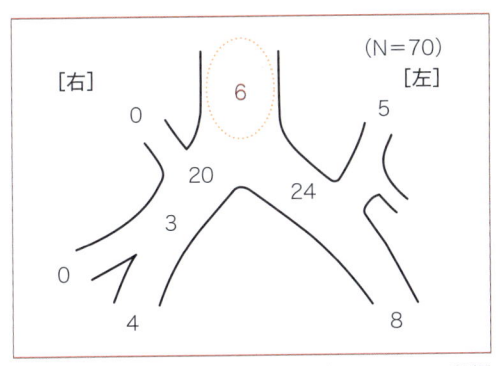

図4 気管・気管支におけるピーナッツの嵌頓部位
旧国立小児病院呼吸器科(1965.11〜2001.07)．

転機2 「ない」ことの確認も大切

突然のむせ，その後の喘鳴持続がある場合には，気道異物を考えて適切な検査を行うべきである．当科では，専門病院という立場もあり，このようなエピソードが明らかである場合，気管支鏡を行う．「異物がない」ことを確認することも，異物を見逃した場合に起こりうる合併症を考えれば，大切な診断である．

最終診断

気道異物（気管内のピーナッツ）

TIPS
●本症例における「帰してはいけない」とは

気道異物は，小児・成人を問わず，いかなる年齢にも発生しうるが，小児ではとくに幼児期において頻度が高い．異物の種類は，さまざまな食品・日用品にわたる．最近は身のまわりに細かい物が多いことが関係するのか，日用品による異物が増えている印象もあるが，やはりピーナッツによる異物が最も多い．ピーナッツでは「1歳の男児」に好発するとされるが，むろん女児でも起こる．異物が気管支に嵌頓している場合が多いので，突然のむせと，それに続く刺激性咳嗽・喘鳴で気づかれて，呼吸困難を認めない場合が多い．よい条件で撮影された胸部X線写真であれば，吸気時と呼気時の2枚の写真を比較することにより，特徴的な所見（Holzknecht sign）がみられるので，これをもとにして異物が嵌頓している部位を推測できる．

気道異物の合併症は，異物嵌頓直後のものと，ある程度の日数が経過してからのものとに分けられる．異物嵌頓直後で最も危険なのは「窒息」である．ちなみにある程度日数が経過してから問題となるのは，肺炎や気管支拡張症である．

本症例は，気管内腔を塞ぐピーナッツ片が異物であった．ピーナッツ片は噛み砕かれて小さくなっていれば気管支内に嵌頓し，呼吸音の左右差や，胸部X線におけるHolzknecht signを認めるため気道異物の診断が比較的容易である．ところが，ピーナッツ片そのままの大きさで気管内に吸い込まれると，気管支に入り込めない．異物が気管内にある場合には「左右差を特徴とした所見」がないため，見逃しやすいのである．当科入院時の胸部X線写真（図1）では，後方視的にみれば過膨張所見があるとわかるが，この1枚では決定的な判断がしにくい．

しかし，著明な往復性喘鳴は，明らかに異常な所見であった．喘鳴は気道閉塞の部位によって異なり，上気道では吸気性，下気道では呼気性であるが，気管において著しい閉塞がある場合には，吸気性・呼気性の両方がみられる「往復性」の喘鳴となる．つまり突然に生じた往復性喘鳴を認めた場合，「帰してはいけない」のである．

本症例では，異物摘出時の内視鏡で，気管分岐部の直上と，上部気管（声門下）にそれぞれ粘膜刺激によって生じたと考えられる肉芽性変化が認められた．このことは，ピーナッツ片が移動していたことを示すものである．もしも，ピーナッツ片が声門下に嵌頓した場合には窒息して生命の危険があった．気管に嵌頓した異物は緊急事態であり，疑った場合には躊躇せずに適切な検査・処置が可能な医療機関に紹介するべきである．本症例も，前医から紹介されて夕方に入院となったが，その日のうちに摘出を行った．

■文献
1）石立誠人：気道異物．小児内科 **44**(増)：470-471，2012．＜喉頭異物から気管支異物まで，小児の気道異物について解説している＞
2）川崎一輝：母親に告げる治療方針 気道異物．小児外科 **27**(7)：820-825，1995．＜気道異物を診療するうえで遭遇しやすいさまざまな問題点を，細かい点に至るまで自験例に基づいて解説している貴重な文献である＞

（宮川知士）

column 4

お母さん，大丈夫だよ

　生後1か月の女児．午前2時に若い母親が「気づいたらベッドのマットとフレームの間に子どもの頭が挟まっていた！」と救急外来に駆け込んできた．バイタルサインは正常，外傷も認めず，児は母親の腕の中ですやすやと眠っていた．体重増加も良好で，皮膚も清潔に保たれている．何より生後1か月の児が自分で動くはずもない．担当医は一瞬「とくに問題はないし帰宅……」と思ったそうだ．しかし，目の下には濃い隈，髪は乱れ，切迫した表情の母親を見て「とりあえず入院して様子をみましょうね」と入院を決めた．

　翌朝，担当医から「気になるケース」としてソーシャルワーカーに一報が入った．地域の保健センターに連絡をとると，母親学級などにも真面目に参加しており，妊婦健診や出産時にも大きな問題は指摘されていなかったことがわかった．ただし，この家族は夫の転勤で1年前に故郷を離れて転居してきたという．

　そこで，担当医とソーシャルワーカーとで母親と面接をすると，この土地には親戚縁者もおらず，親しい友人もいないとのこと．産後は母方祖母が手伝いに来ていたが2週間前に帰郷，さらには3日前から父親が出張中であったという．頼れる人もいない土地で初めて子どもと2人きりで過ごす日々，徐々に疲労と不安を募らせていったうえでの救急外来受診であった．子どもに外傷はないこと，心配なときはいつでも病院に来てよいことを伝えながら，保健センターや子ども家庭支援センターなどの社会資源を紹介した．病院からは保健センターに情報提供をして，新生児訪問の後もしばらく援助をしてもらうようにお願いした．

　数か月後，保健師から「この親子が地域の子育てサークルに参加して"ママ友"もできたようだ」と連絡があった．

*

　現代社会では核家族化が進み，「向う三軒両隣」も死語となりつつある．そんなときに病院が，孤立した母子の駆け込み寺のような役割を果たすこともあるだろう．「なぜ」「いま」この患者は病院にいるのか，受診行動の背景に想いをめぐらすことで見えてくるものもある．小児医療に関わる者は皆，疾患の発見や治療のみならず，安全・安心な子育てのサポーターでもある，という意識をもっていたいものである．

（菊地祐子・桜井優子）

Case 18　2歳女児．初期診断：感染性腸炎

診断は1つですか？

症　例

診療経過

　2歳の女児．感冒時を中心に呼気性喘鳴反復のエピソードあり．保育園通園中．数日前から1日に5回前後の茶色い水様性下痢あり．血便はなし．排便にて改善する腹痛が継続していた．来院前日に寿司を食べている．

　当日は午前中に2回下痢あり．14時に腹痛を訴えて下痢あり．その後15～20分おきに強い腹痛を訴えるため，17時半に救急外来を受診．経過中嘔吐なし．体温37.8℃．そのほかのバイタルサインは安定．顔色は良好で，全身状態も安定．胸部には明らかな異常なく，腹部は平坦，軟，圧痛はなく，腫瘤を触知せず，腸雑音亢進．鼠径ヘルニアを認めず，下肢に発疹はなかった．

鑑別診断1：感染性腸炎，腸重積症

　数日にわたり下痢が継続し微熱もあり，下痢の性状，身体所見と合わせて感染性腸炎が第1候補と考えたが，腹痛の性状より腸重積症の鑑別が最も緊急性を要すると考えた．腹部超音波検査と腹部単純X線撮影を施行．超音波検査では重積腸管を疑わせる所見は認めず，機械的な通過障害を示唆するほかの所見も認めないと判断した．腹部単純X線写真では腸管ガスの分布異常は認めず．念のため追加した浣腸では，茶色い水様性の反応便あり．肉眼的な血便は認めず．得られた便でウイルス抗原迅速検査を追加したところ，アデノウイルス抗原陽性．浣腸後腹痛は改善しており，アデノウイルス腸炎と判断した．しばらく下痢，発熱，腹痛が続くことが予想されることを説明し，水分摂取不良が継続する場合は再診するよう説明した．また，継続的な嘔吐の出現時，腹痛の増悪時，腹痛の性質に変化がある場合にも再診するよう説明し（転機1），20時にいったん帰宅となった．

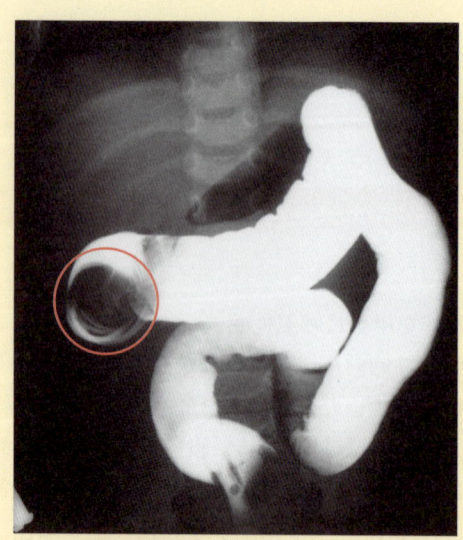

図1　透視下非観血的整復

鑑別診断2：アデノウイルス腸炎

　いったん帰宅するも，まもなく間欠的な腹痛が再燃．今まで認めていなかった非胆汁性嘔吐が自宅で5回あり，腹痛が増強したため翌日0時に再診．診察医は交代していた．全身状態には悪化はなく，腹部は平坦，軟，腸雑音亢進．臍周囲に自発痛と圧痛あり，腫瘤は触知せず．四肢末梢に冷感はなかったが，水分摂取量の低下を認めており，輸液と血液検査を施行した．WBC 15,600/μL (neut 79%, lym 16%), Hb 12.6 g/dL, Plt 31.1×10^4/μL, BUN 9.7 mg/dL, Cr 0.3 mg/dL, Na 143 mEq/L, Cl 109 mEq/L, K 4.0 mEq/L, 血糖 93 mg/dL, CRP 1.7 mg/dL．初回来院時に腸重積症を疑い検査を行ったが，前診察者により否定的と判断されており，そこからの時間経過も短いことから画像検査の再検は見送った（転機2）．4時間ほど輸液を行い，腹痛は完全に消失していなかったものの改善を認めており，輸液中は嘔吐の再燃もなかったことから，両親とも相談のうえ，再度帰宅させ経過観察の方針とした．
　帰宅しようとしたときに，院内で腹痛を訴え排便あり．水様性の便に少量の

鮮血の混入を認めたため，救急外来看護師よりこのまま帰宅させてよいかと確認の連絡あり．また排便後，胆汁性嘔吐2回あり．再度腹部診察を行ったところ，右上腹部から心窩部にかけて腫瘤を触知し，腸重積症を強く疑った．腹部超音波再検にて，腫瘤を触知した部位に一致して腸管重積像を認め，先進部は横行結腸内と思われた．再度浣腸を行い，肉眼的血便あり．

腸重積症と判断し，希釈アミドトリゾ酸ナトリウムメグルミン（ガストログラフイン®）による透視下非観血的整復を行った．先進部を横行結腸半ばに認め（図1），回盲部までは容易に整復されたものの，小腸への造影剤の流入が十分ではなく，整復操作を反復し，右側腹部に一定の小腸ループが描出されたことを確認した．また直後に腹部超音波検査を行い，明らかな重積腸管の残存は認めないものの，バウヒン弁（回盲弁）および回腸末端，上行結腸の壁肥厚が強い状況であった．整復後，程度の強い間欠的な腹痛は消失したが，時折軽い腹痛の訴えあり．整復から3時間後に再度超音波検査を行い，明らかな重積腸管を認めないことを確認した．その後の経過は良好で，入院3日目に退院となった．

教訓

転機1 再診の目安を十分に説明する

突然に発症した間欠的腹痛，嘔吐，血便が腸重積症の古典的三徴であるが，医療機関へのアクセスの改善に伴い，発症早期に腹痛のみを主訴として受診する症例が増えている．診断については超音波検査が有用であるが，数多く受診する腹痛の症例全例に対して無条件に超音波検査を行うことには非現実的な側面があることも否めない．

今回の症例では，初期対応の時点より腸重積症を鑑別に挙げて評価を行い，否定的と判断した．アデノウイルス感染症の存在が判明したため，症状の説明がつくといったん判断している．しかしながら，初期診断に固執することなく，患児の症状が改善，消失するまでは確定診断には至っていないことを肝に銘じて診療を継続することが必要で，その考えをご家族と共有する姿勢が重要である．このため，家族に再診の目安について十分に説明，言及しておくことが大切である．

転機2 陥りやすいピットフォールを知ろう

　腸重積症には非典型的な経過をたどる症例もあり，診断が容易ではない場合があることを知っておく必要がある．腸重積症を見逃しうるいくつかの理由を挙げてみる．

① そもそも急性腹症を疑わない場合：自宅では腹痛を訴えていても，診察時に腹痛が改善していて，診察室を走り回っていたり，笑みを浮かべている症例もある．また乳児期の症例においては傾眠傾向が前面に出て，中枢神経系を中心とした意識障害の鑑別のみに目がいくことがありうる．

② 消化器疾患とは判断したが思いつかなかった場合：感染性胃腸炎，便秘などと判断したり，超音波検査の手技が不十分なため，見逃しが起こる可能性がある．

③ 基礎疾患の存在：アレルギー性紫斑病や感染性胃腸炎などが先行する場合，原疾患として腹痛，嘔吐，血便が生じるため診断が必ずしも容易ではない．

＊

　本症例においては，1人目の診察者によって腸重積症が否定的と判断され，アデノウイルス腸炎の存在が確認された状況で，次の診察者が評価を開始している．腹部触診で腫瘤を触れなかったことが加わり，かえって超音波検査再検の閾値を上げたと推測する．先進部の位置によっては腫瘤が触知しにくい場合があることを知っておかなければならない．

　その一方で，腹痛や不機嫌のさなかにある子どもの腹部触診は容易ではない．啼泣や腹部をよじること，また圧痛などで容易に腹壁の緊張は高まり，そのような状況では腹部腫瘤の評価はたちまち困難となる．触診所見の信頼性が低いと判断する場合，そして腹部腫瘤を触知しなかった場合でも，症状や経過から腸重積症の疑いを拭えない際には，繰り返し丁寧に超音波検査を行う労を惜しまないことが重要である．

　ところで，本症例はどのタイミングで腸重積症を発症していたのであろうか．腹痛の性状からは，初診時にすでに発症していた可能性があると思われる．そうであるならば，初診時の超音波検査の手技に問題があったということになる．腸重積症の診断において超音波検査は非常に有用であるが，その診断能は検査者の技量に大いに依存する．重積腸管は右側腹部の腹壁直下に位置していることが大半であるため，右側腹部を中心に検索を行うが，結腸の走行を意識して右下腹部→右上腹部→心窩部→左上腹部→左下腹部を順に確認し，最終的には腹部全体をくまなく検索することが重要である．

最終診断

腸重積症, アデノウイルス腸炎

T I P S
● 腸重積症は総合的に評価, 診断すべきである

　腹痛, 嘔吐, 血便を伴いうる基礎疾患の経過中に腸重積症が合併した場合, 診断は必ずしも容易ではない. 症状, 身体所見を丁寧に反復して確認し, 評価を繰り返す必要があるのかを継続的に検討することが重要である. 有用なモダリティは超音波検査であるが, 診断能(感度 95〜100％, 特異度 88〜100％)は検査者の技量に依存することを肝に銘じる必要がある. また炎症性腸管壁肥厚や壁内血腫の際には偽陽性となりうる.

■文献
1) Sarah N, et al: Risk stratification of children being evaluated for intussusception. Pediatrics **127**(2): e296-e303, 2011. ＜大規模な前方視的コホート研究. 下痢は腸重積らしさを下げる因子と位置づけている＞
2) Okimoto S, et al: Association of viral isolates from stool samples with intussusception in children. Int J Infect Dis **15**(9): e641-e645, 2011. ＜アデノウイルス, とくに気道感染に関連する血清型が特発性腸重積症の危険因子としている＞
3) 日本小児救急医学会(監): エビデンスに基づいた小児腸重積症の診療ガイドライン. へるす出版, 2012. ＜疫学, 診断基準, 重症度診断基準, 治療に分けて概説を行い, 診療のレベルアップを図っている＞

(鈴木知子)

3歳男児．初期診断：上気道炎

Case 19　たとえすべてがそろわなくても

症　例

診療経過

　基礎疾患のない3歳の男児．前夜からの発熱を訴えて第2病日にA診療所を受診した．鼻汁があり上気道炎と診断された．その後も発熱が続き軟便も認めたため，第4病日にA診療所を再診した．溶連菌迅速検査は陰性ではあったが抗菌薬を処方され帰宅した．第5病日に眼球結膜の充血があり，眼科を受診し点眼薬を処方されたものの嫌がって使用できなかった．第6病日になっても熱が続くため，かかりつけのBクリニックを受診し，川崎病の疑いで当院救急へ紹介となった．

鑑別診断1：川崎病

　体温38.0℃．咳と鼻汁があり，軽度の眼球結膜充血と口唇発赤を認めた（転機1）．アデノウイルス迅速検査は陰性で，血液検査ではWBC 17,500/μL，CRP 7.9 mg/dLだった．川崎病の可能性を考慮し心エコー検査を実施したが，冠動脈拡張・輝度上昇はなく，心膜液貯留や弁膜病変も認めなかった．全身状態は良好で上気道症状も認めていたため，上気道炎の診断で外来フォローとなった．

鑑別診断2：上気道炎

　翌日第7病日の再診時には体温は37.5℃未満であり，自宅での検温を指示し，1週間後の心エコー検査を予約し帰宅した．
　その後，自宅では午後に37℃台の発熱を認める程度で新たな症状の出現もなく，幼稚園にも普通に通園していた．第14病日予約受診時の体温は37.0℃，口唇の発赤を軽度認めたが，そのほかの川崎病の所見はみられなかった．

血液検査では WBC 13,600/μL，CRP 3.41 mg/dL（転機2），心エコー検査で右冠動脈に径 7.7 mm，左冠動脈前下行枝に 6.0 mm の冠動脈瘤の形成を認め（転機3），治療目的で入院した．

教訓

転機1 川崎病の主要症状は継時的に出現する

　川崎病の診断が難しい理由の1つに，症状が必ずしも同時期に出現するわけではないという点がある．典型的な"川崎病顔貌"の患児が最近減っているように思える．医学の基本に立ち返り，診察時には見えていない症候を詳細な問診で拾い集めて診断につなげるという姿勢が大切である．微細な所見であれば，家族によっても見逃されうるということに注意が必要である．

　本症例では病初期から医療者の目が入っており，経過中，頸部リンパ節腫脹や手掌紅斑は認めていない．「ごく軽度の発疹があったかもしれない」という家族の話はあったが，短時間で消失しており臨床的に意義があるかの評価は難しい．また診断の参考所見である BCG 痕の発赤は接種からの時間が長いと認めにくくなる．

　年長児で熱と頸部リンパ節腫脹が先行し，化膿性リンパ節炎として治療している間にそのほかの所見が遅れてそろってくる症例もよく経験される．また川崎病の患児に上気道症状や胃腸炎症状をしばしば認め，その評価が難しいこともある．

　熱源不明の患児をみたら，川崎病を念頭に置いた詳細な問診を行うようにしたい．

転機2 血液検査の重要性

　最近の臨床の現場では CRP の重要性があまり評価されていないように感じる．CRP の値のみで感染症診療ができないことはもっともであるが，炎症を評価するという点で有用である．この症例でもすぐに2度目の血液検査を行っていればもう少し早い介入ができていたかもしれない．感染症診療であれば必要のないフォローアップの血液検査も，川崎病の可能性があれば絶対に必要である．不全型川崎病，そのなかでもいわゆる"くすぶり型"の川崎病を拾い上げて早期の治療につなげるという意味においても CRP の重要性は変わらない．

転機3 繰り返し心エコー検査を行うこと

2004年AHA(American Heart Association)の推奨には不全型川崎病(Incomplete Kawasaki disease)の診断アルゴリズムがあり参考になる(**図1**).発熱を除く川崎病主要症状のうち2〜3項目しか満たしていない患児においては,血液検査で評価を行ったうえで心エコー検査を実施する.また1回の心エコー検査で問題がな

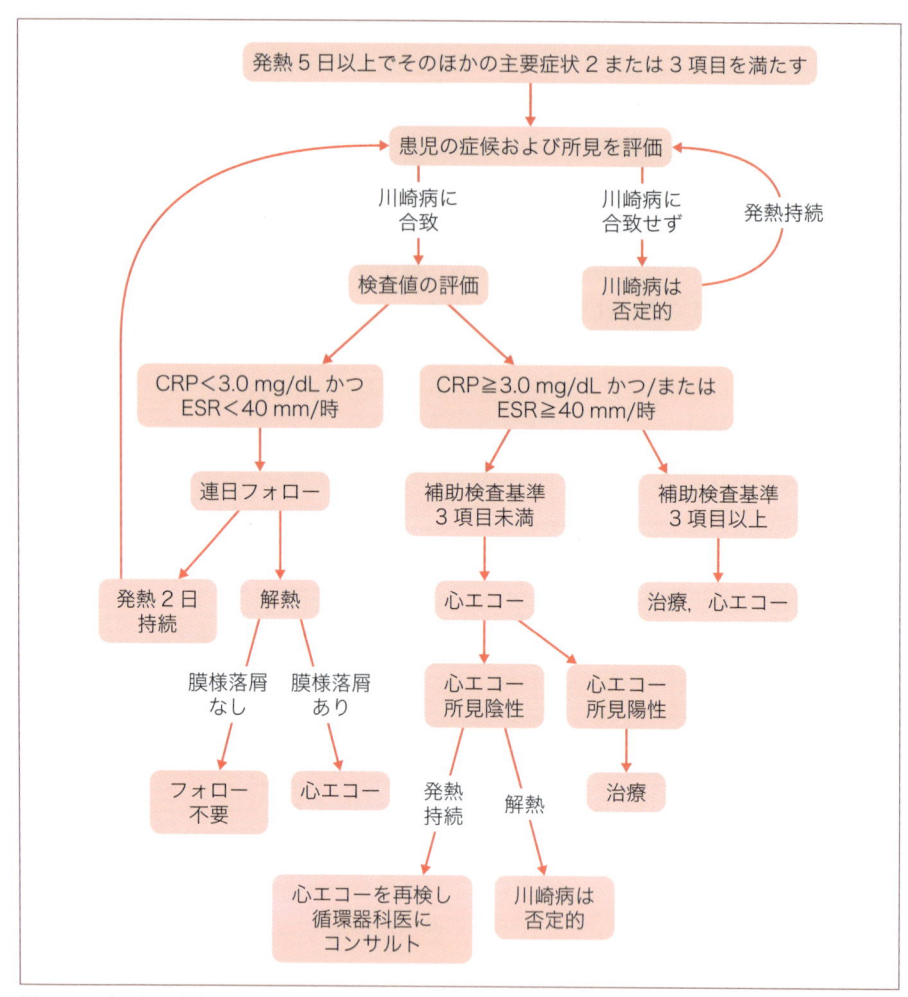

図1 不全型川崎病疑い症例の評価

補助検査基準:Alb≦3.0g/dL,貧血,ALT上昇,Plt≧45×10⁴/μL(7病日以降),WBC≧15,000/μL,尿中WBC≧10/HPF.ESR:赤血球沈降速度.
〔Newburger JW, et al. Circulation **110**(17): 2747-2771, 2004 より筆者訳〕

い場合でも，その後解熱しなければ心エコー検査を繰り返すべきとされている．心エコー検査再検までの期間が明記されていない点や，症状が発熱以外に1つしかなければアルゴリズムから漏れてしまうという問題点はあるが，この推奨に準拠してフォローを行えば，冠動脈瘤が生じていた不全型川崎病58例のうち55例（95％）に早期介入が可能であったという後ろ向き研究がある[2]．少しでも疑う所見があれば心エコー検査を繰り返すことが大切だろう．

最終診断

不全型川崎病（冠動脈瘤形成）

TIPS

● underdiagnosis と overdiagnosis

不全型川崎病の診断は難しい．経過を追い，何度も評価を繰り返すしかない．underdiagnosis を避けるためであるが，その過程では overdiagnosis も厳に慎みたい．「川崎病が否定できないからγグロブリン」という思考停止に陥ってはいけない．詳細な問診，診察，検査値の評価を繰り返し，最後まで鑑別をあきらめないようにしたい．

■文献

1) Newburger JW, et al: Diagnosis, treatment, and long-term management of Kawasaki disease: a statement for health professionals from the Committee on Rheumatic Fever, Endocarditis and Kawasaki Disease, Council on Cardiovascular Disease in the Young, American Heart Association. Circulation **110**(17): 2747-2771, 2004.
2) Yellen ES, et al: Performance of 2004 American Heart Association recommendations for treatment of Kawasaki disease. Pediatrics **125**(2): e234-e241, 2010.
3) Kobayashi T, et al; RAISE study group investigators: Efficacy of immunoglobulin plus prednisolone for prevention of coronary artery abnormalities in severe Kawasaki disease (RAISE study): a randomised, open-label, blinded-endpoints trial. Lancet **379**(9826): 1613-1620, 2012. ＜現在も東京都立小児総合医療センターを中心に Post RAISE Study として追試が進行中である．適切に診断して，適切な治療につなげたい＞

（榊原裕史）

Case 20

3歳女児．初期診断：右上下肢不全麻痺

神経学的診察が大切

症例

診療経過

　3歳の女児．1歳時に複雑型熱性けいれんの既往があるが，成長発達にとくに問題はなかった．

　数か月前から，右下肢を少し引きずるように歩くことや，おもちゃで遊んでいるときに右手を動かしにくそうにしていることが時々あったが，10〜15分くらいで普段どおりに回復していたため，様子をみていた．近医にも受診したが，受診時に神経学的異常所見はなく，「何か嫌なことがあるとそのような症状が出る」という母親の言葉から心因性も疑われ，経過観察となった．

　受診当日，トイレに行こうとしたときに同様の症状が出現．今回はいつもより症状が強く，歩行できない状態が1時間以上持続したため当院救急外来を受診した．来院時は車いすで診察室に入ってきた．意識は清明で，第一印象で重症感はなかった．診察上は脳神経系に異常はなかった．四肢の抗重力運動は可能だが，右上肢は完全には挙上できず，歩行させると右下肢に力が入らず座り込んでしまう状態だった．この時点での問題点は，右上下肢の不全麻痺．

　評価のために点滴，採血を行った．点滴を行っている間に徐々に症状が改善し，ベッド上，おもちゃで遊ぶ様子では四肢の動きに左右差を認めず，トイレまで歩行可能になった．いままでの病歴からは，このまま回復するだろうと判断した．

鑑別診断1：一過性の不全麻痺

　原因までは思い浮かばなかった．これまでの経過から心因性なのかとの考えが頭をよぎった．

　母親に，「これまでも改善していたことを考えると，自宅で様子をみることはできるだろう」と話したところ，「トイレ歩行時に，まだ右足を引きずる様

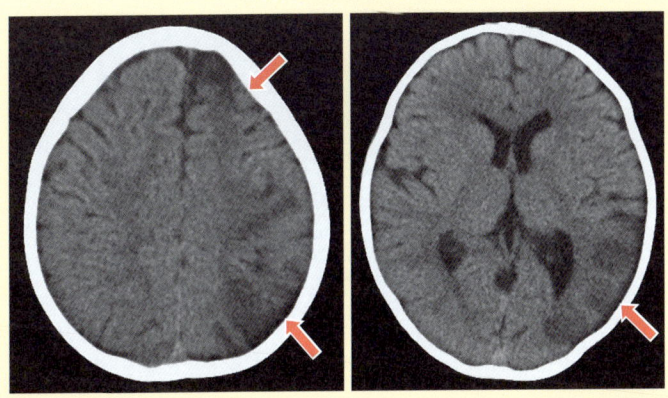

図1 頭部CT
左側頭葉，頭頂葉，前頭葉にまたがる低吸収域を認める．左前頭葉は萎縮している．

子だった」と訴えがあり，再度神経学的所見をとり直すことにした（転機1）．意識は清明，脳神経系には異常がなかった．四肢の筋力は右上下肢徒手筋力テスト（MMT）4，左上下肢MMT5と左右差があり，右でBarré徴候がわずかに陽性，右下肢でBabinski反射が陽性だった．右上下肢の痛み刺激で逃避反応はあった．

- 状態のまとめ：急性発症の右上下肢不全麻痺が残存，意識障害や脳神経系の異常はない．

　神経学的局所所見から錐体路を含む大脳から頸髄までの病変と推測した．左右差がはっきりしていたため大脳病変をより疑った．直ちにできる画像評価として，頭部CT（図1）を行った．左側頭葉，頭頂葉，前頭葉にまたがり低吸収域を認め，左前頭葉は萎縮していた．

鑑別疾患2：脳梗塞

　CT所見から，脳梗塞を疑った．左前頭葉の萎縮は古い梗塞と考え，複数回梗塞を繰り返しているのではないかと推測した．小児の脳梗塞の原因は，心疾患，血液凝固異常，代謝疾患，血管異常，血管炎，外傷，感染，特発性などさまざまある．今回の不全麻痺を発症する直前に，軽微なものを含め頭部外傷が

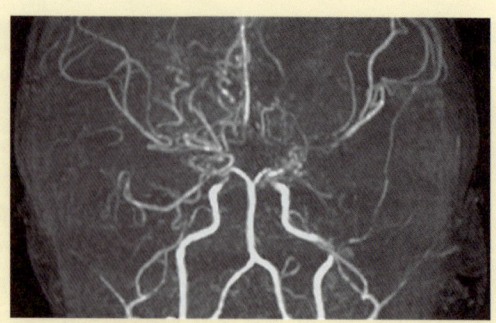

図2 頭部MRA
両側ICAはterminalから途絶，もやもや血管を認める．

なかったか，また，過換気になるエピソードがなかったかなど，誘因となるものを聞き直してみたところ（転機2），直前に母に叱られ大泣きしたとのことだった．さらに詳しく問診したところ，以前から，麻痺の直前には啼泣していたことが多く，シャボン玉を吹いて遊んでいるときに症状が出現したこともあったとのことだった．

これまでの一過性の麻痺症状は，過換気後の一過性脳虚血発作（transient ischemic attack：TIA）で，今回過換気の後，脳梗塞に至っており，もやもや病による脳梗塞と考えた．専門病院へ紹介し，頭部MRI，MRA（図2）にてもやもや病と診断された．

教訓

転機1 神経学的所見を経時的にとり，これまでの経過にとらわれない

本症例では以前に数回一過性の麻痺症状があり，心因性を疑われている．このようなエピソードがあると先入観をもって対応してしまいがちである．補液をして改善傾向になったためこのまま自然に改善すると思ってしまったが，神経学的所見を経時的にとることで，右上下肢の不全麻痺の残存が判明した．Babinski反射陽性は心因性では説明つかないことがわかる．また所見から病変部位をある程度予測することができ，診断につながる．乳幼児では自覚症状を訴えることができないため，繰り返し神経学的所見をとることが大切である．

転機2 問診をとり直す

　脳梗塞の原因はさまざまある．家族にとっては関係ないと思っている誘因もあるため，医師が鑑別診断を頭に入れたうえで誘導する必要がある．本症例では，詳細に問診を行っていれば，繰り返すTIAとその直前の過換気のエピソードから，頭部CTを行う前からもやもや病を疑うことができる．

最終診断

もやもや病

TIPS

●小児のもやもや病の早期発見が課題

　もやもや病は4〜5歳の小児期と，40歳前後の成人期の2峰性のピークをもつ．小児は成人に比べ，虚血症状が多く，とくに3歳以下では進行が早く重症になる傾向がある．TIAの段階で発見できればベストだが，年少児ではなかなか症状を訴えることができないこともあり，診断時はすでに脳梗塞になっていることが多い．小児における脳梗塞の急性期の治療は確立されたものはなく，脳血流を保ちつつ，保存的にみていくことになる．最近は小児でも脳保護薬フリーラジカルスカベンジャーが使用されつつあるが，まだエビデンスのある治療として確立していない．

■文献
1）Scott RM, et al: Moyamoya disease and moyamoya syndrome. N Engl J Med **360**(12): 1226-1237, 2009. ＜もやもや病に関する概念，診断，治療方法など一般的な知識を得ることができる＞

（鈴木洋実・三山佐保子）

Case 21　3歳女児．初期診断：溶連菌性咽頭炎

頸を動かさないのも大切な主訴である

症　例

診療経過

　3歳の女児．「昨日から熱が出ていて，食欲も落ちている．のどの痛みもあるようだ」と訴えて受診した．自宅で市販のかぜ薬を内服したが症状の改善はなく，水分があまり摂れていないため尿も少ないとのことであった．初診時の診察では，咽頭発赤を認め，左右の頸部リンパ節を複数触知したが，それ以外にはとくに異常なものは認められなかった．保育所で溶連菌が流行しているとのことで，溶連菌迅速検査を行い陽性であった．溶連菌性咽頭炎の診断で抗菌薬を処方し，帰宅となった．

　翌日，左頸部を痛がり，水分がほとんど摂れず薬も飲めないとのことで再受診した．来院時の診察では，咽頭に著明な発赤と左頸部の腫脹，圧痛を認め，左頸部痛のため首を動かすのを嫌がっていた．

鑑別診断1：溶連菌性咽頭炎，反応性の頸部リンパ節腫脹

　左頸部の腫脹部位に超音波を当ててみたところ，複数の腫大したリンパ節を認めた．周囲には明らかな異常は認めなかった．首の痛みは反応性の頸部リンパ節腫脹によるものと考えられた．水分がほとんど摂れないとのことで，脱水もあると判断し，補液を開始した．ライン確保時の血液検査では，WBC 25,000/μL，CRP 9.5 mg/dL と炎症所見の上昇を認め，溶連菌性咽頭炎から波及した化膿性リンパ節炎が疑われた．

鑑別診断2：溶連菌性咽頭炎，化膿性リンパ節炎

　水分摂取が不良で，抗菌薬も内服できていないため，入院のうえ補液と抗菌薬の点滴投与を開始した．治療開始後も発熱が持続し，次第に左頸部リンパ節

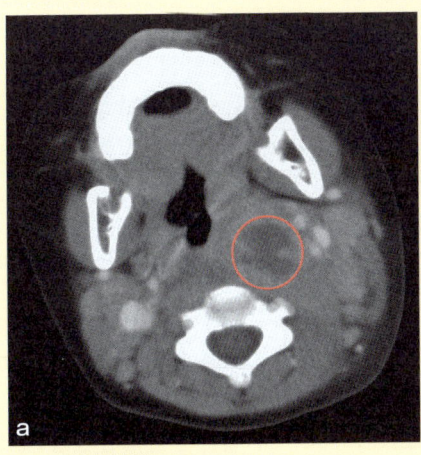

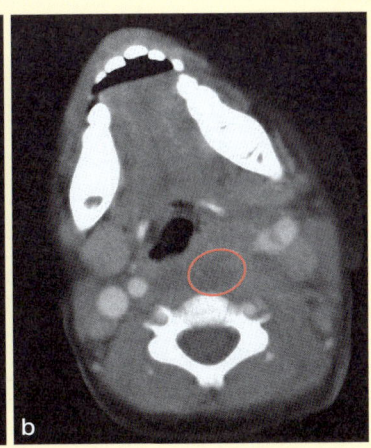

図1 頸部造影 CT
a：咽頭後リンパ節に多数のリンパ節腫大あり，中心部壊死をきたしていると思われるリング状濃染腫瘤あり．
b：aのレベルより連続して椎体前面から左側にかけて fluid collection がみられ，咽後膿瘍が疑われる．

周囲の皮下組織自体の腫脹もみられるようになった．頸部痛のため首を左に傾けるようになり，食事や水分はほとんど摂れない状態が続いた．

　治療開始3日目に血液検査を施行したところ，WBC 18,000/μL，CRP 15 mg/dL と炎症所見の改善は乏しく，開口障害など臨床症状も増悪していることから，膿瘍形成の可能性を疑った（転機1）．頸部リンパ節周囲に再度超音波を当てたが，腫大した頸部リンパ節以外に異常所見を検索しえなかった．そこで頸部造影 CT を施行したところ，左頸部の化膿性リンパ節炎の所見とともに，同部より連続して椎体前面から左側にかけての液体貯留がみられ（図1），咽後膿瘍と診断とした（転機2）．

鑑別診断3：咽後膿瘍，溶連菌性咽頭炎

耳鼻科医により切開排膿が行われ，膿瘍の存在が確認された．

教訓

転機1 最初の診断に固執しない

　溶連菌性咽頭炎は一般的に，抗菌薬内服開始後速やかに解熱が得られることが多いが，本症例では発熱と経口摂取困難な状態が持続した．次第に左頸部皮下組織の腫脹や斜頸が出現し，開口困難になり，咽後膿瘍を疑うに至った．

　抗菌薬治療が普及している現在は少なくなったが，溶連菌感染症において，初期症状に気づかれなかった場合や，治療が不十分であった場合に，本症例のような咽後膿瘍のほかに，鼻咽頭からの波及で中耳炎，乳様突起炎，副鼻腔炎，頸部リンパ節炎，扁桃周囲膿瘍などが発症することがある．咽後膿瘍では，①抗菌薬を使用して48時間以内に改善がなければ切開排膿が望ましく，②急速に呼吸症状が悪化することがあるため注意が必要で，③迅速に診断し合併症を見落とさない，ことが重要である．

転機2 疑わなければ見つかりにくい

　小児は痛みの程度を具体的に表現することが困難であり，発熱し咽頭痛があれば水分が摂れないのはよくあることと思ってしまいがちである．TIPSに記載するように，咽頭炎と咽後膿瘍は病初期には症状が似ており見分けがつきにくい．しかし，より早期に咽後膿瘍の診断を行うためには，例えば本症例の場合では，初診時に首を動かすのを嫌がっているところに注目して身体所見をとることで，頸部の伸展制限や開口障害などの所見に早めに気づくことができ，画像検査のタイミングもより早めることができたと思われる．

　見えない深部感染症は，疑わなければ見つかりにくい．

最終診断

咽後膿瘍

TIPS

●咽後膿瘍の疫学と所見

　咽後膿瘍の発症ピークは2～4歳で，上気道感染を起こしやすい年齢と重なっている．起因菌は，溶連菌（A群溶連菌），黄色ブドウ球菌（MRSAが多い），嫌気性

菌などが多く，しばしば多菌種による混合感染となる．病初期には，咽頭炎と見分けがつきにくいが，進行すると嚥下障害・嚥下痛，斜頸（頸部を伸展できない），発声困難，吸気性喘鳴，頸部腫脹，開口障害（約20％），胸痛（炎症が縦隔へ波及した場合）などがみられることがある．喉頭蓋炎よりは進行が緩やかだが，症状が似ているので注意が必要である．咽後膿瘍では診断に至る5～6日前から症状が出現していることがある．

■文献
1）脇口宏：こどもの感染症ハンドブック，第2版．医学書院，2004.＜プライマリ・ケアを少し超えたレベルの診断・治療の概要を簡潔かつ具体的に解説＞
2）守本倫子：【小児科医が知っておきたい境界領域疾患】咽後膿瘍．小児内科 42(6)：970-973，2010.＜咽後膿瘍の診断・治療について詳しく書かれている＞

(桑江涼子・榊原裕史)

column 5　診察の手順

　子どもは基本的に病院が嫌いです．楽しくないし，時々痛い検査や予防接種があることを経験しているし，知らない人がいっぱいいます．小児科医といえども，身体を触ってくるオジサンや声のうるさいオバサンにしか見えないのでしょう．溶連菌迅速診断検査のように咽頭に綿棒を突っ込むなど不愉快な思いをする操作，耳鏡を耳に入れる，耳垢を除去するなど身体に直接刺激をするような診察を先にすると，泣いて暴れてその後の診察が困難になることがあります．

　そうはいっても，ある程度大切な所見は早いうちにとっておくほうがよいこともあります．腹部触診は嫌がるだろうからと後回しにしておいたところ，診察に嫌気がさしてぐずり始めて大泣きをして，診断のために重要な診察所見をとることが難しくなったこともあります．非侵襲的な診察から始めるという原則も大切ですが，おとなしく我慢できている間に，重要と思われる診察をすませたほうがよいこともあります．

(崎山　弘)

3歳6か月女児．初期診断：熱性けいれん

MiniCase 2

よくある疾患のまれな経過

症例

診療経過

　3歳6か月の女児．「昨日の午後から発熱，咳が出始めてかぜと思っていた．今朝8時にけいれんの後，意識の戻りが悪い」と訴えてA診療所を受診する．本児は1歳のときから，年1～2回発熱時にけいれんを起こして，熱性けいれんと診断されたエピソードがあった．いままでは1～2分のけいれんですぐに止まり，終了した後30～40分程度で意識はほぼ正常に戻っていた．この日は1時間しても何となくぼーっとしているため，来院したとのことであった．「熱性けいれんの後でも覚めが悪いことはありますよ」といって，外来で9時過ぎから経過観察を始めた．初めは，「熱性けいれんの回復を確認するまで外来で経過観察をしよう」と考えていた．

　その後も状態が変わらないため，詳しく問診を確認した．その結果，昨日は14時頃から咳，38℃台の発熱が生じたため，夕食はほとんど食べずに眠ってしまったこと，本日はけいれんをした後であったので，経口摂取はしていないことが判明した（転機）．9時30分に再度，診察すると，受け答えがきちんとできなく，眠ってばかりで筋緊張も低下していた．低血糖の可能性を考え，血糖を測定したところ，26 mg/dLと低値であった．点滴を開始し，0.1 g/kg/doseの糖投与，その後，持続でGIR（ブドウ糖注入率）4 mg/kg/分を続けた．

　初めの糖のボーラス投与の数分以内に，いつもと同じように話ができるようになった．12時まで外来で様子をみたが，10時の血糖は141 mg/dL，12時には86 mg/dLであり，その後，経口摂取ができることを確認した．なお，診察をさらに丁寧に行い，肝腫大はないこと，呼吸音は清，頸部リンパ節腫脹なし，咽頭は発赤があることを確認した．抗菌薬，解熱薬の処方はせずに，帰宅させ自宅で経過観察をしたところ，その後のけいれんはなく，翌日には自然に解熱した．

教訓

転機 熱性けいれんのような頻度高い疾患/状態では，まれな経過をみた場合，ほかの疾患/状態の合併も考える

通常の熱性けいれんとしては経過(回復過程)がおかしいと気がつくことは，知識，経験により可能である．「おかしい」と感じたときは，もう一度，問診，診察，検査のすべてを洗い直そう．

最終診断

上気道炎，熱性けいれん，低血糖

(長谷川行洋)

---

column 6

停電しても診療できるか？

電子カルテ，処方箋を印刷するプリンター，体重計，電話機，冷蔵庫．いずれも停電になると使えません．台風などで地域全体が停電であれば，患者さんもある意味納得せざるをえないでしょうが，その医療機関だけが何らかの原因で停電になることもあるでしょう．それでも診療が可能であるように，あらかじめ準備をしておくことが望まれます．

臨時の紙カルテ，手書きの処方箋，電池で使用可能な体重計，代表電話から転送の設定が可能な携帯電話，しばらく低温が維持できるために準備された冷凍庫内の保冷剤．準備がないと慌てて診療をすることになり，これが見落としの原因になるかもしれません．

(崎山　弘)

MiniCase 3　3歳8か月男児．初期診断：左頬部蜂巣炎
放置された多数歯齲蝕がサイン

症　例

診療経過

　3歳8か月の男児．「顔が腫れた」と訴えて受診した．顔貌は左右非対称で左側頬部から下顎角にわたり，著明な腫脹を認めた．口腔内を診察すると未処置の齲蝕が多数確認できた（図1）．5か月ほど前，歯科医院を受診したが，痛みを訴えなかったため，通院をやめてしまったという．身長は89.6 cm，体重は11.5 kgで，低身長，低体重を認めるが，そのほかの全身状態に異常はなく，歯性感染症に伴う頬部蜂巣炎と診断した．左側の咬合痛はあったが，経口摂取は可能であったため，抗菌薬を内服投与し，歯科を受診するよう指導し帰宅させた．

　翌日，腫れが昨日よりひどくなったと受診したため，即日に小児歯科専門医[*1]を紹介した．その際，患児の服装に汚れが目立ち，髪の毛や手足も不潔であることが気になったため（転機），地域のネットワークに問い合わせたところ，1歳6か月健診と3歳児健診はともに未受診で，現在フォローが途切れているとのことであった．紹介先の小児歯科医へも連絡し，子ども虐待（ネグレクト）が十分疑われる小児であるという情報共有を行い，地域でのフォローを再開してもらうこととなった．

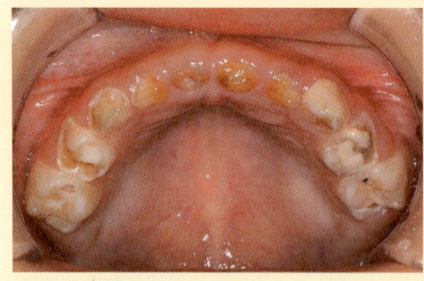

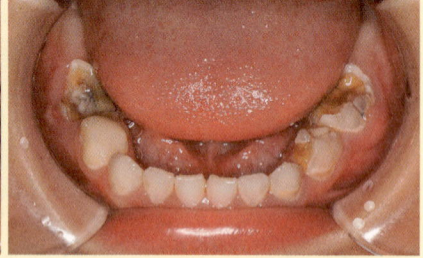

図1　初診時の口腔内所見

[*1] 小児歯科専門医は日本小児歯科学会ホームページ（http://www.jspd.or.jp/contents/main/doctors_list/index.html）から検索できる．

教訓

転機 未処置歯のまま放置された多発重症齲蝕は，ネグレクトを十分に疑わせる要因

　近年，ネグレクトによる衰弱で命を落とすケースもあり，来院した時点で速やかに地域のネットワークに通告し，支援を途切れさせないよう努力する必要がある．

　ネグレクトのサインとして，①極端な栄養障害や発達の遅れ（低身長，低体重），②不衛生，不適切な衣服，髪の毛や手足などが極端に不潔，③必要な医療ケアがなされていない，④慢性疾患の放置，不完全な治療，などが知られているが，口腔内は比較的診察しやすい部位であり，ネグレクトが疑われるケースでは，診断が容易である．また，偏った食事，とくにカップ麺などのインスタント食品や清涼飲料水，スナック菓子類が多く，口腔清掃不良による極端な歯垢沈着や口臭なども見受けられる．疼痛よりも顔貌の変形など，外からの変化が大きい場合に受診することが多く，腫れがひくと通院が途絶えることが多いため，放置された多数歯齲蝕のサインを見逃さないことが重要である．

最終診断

ネグレクトに伴う歯性感染症

■文献
1）小方清和：小児の歯痛―口腔疾患に伴う腫れと痛み．小児科臨床 **66**(12)：2367-2373，2013．
2）日本小児歯科学会：子ども虐待防止対応ガイドライン．2009．http://www.jspd.or.jp/contents/main/proposal/index02.html（最終アクセス 2015 年 2 月）

（小方清和）

Case 22　5歳男児．初期診断：卵入りドーナツの誤食

症状がなくても油断は禁物

症例

診療経過

●既往歴：食物アレルギー

　乳児湿疹を認め保湿剤を塗布するも改善しなかったため，食物アレルギーに伴うアトピー性皮膚炎を疑い，6か月時に血液検査を施行したところ，鶏卵・小麦・大豆の特異的IgE抗体が高値であった．このため，母乳も含め，鶏卵・小麦・大豆の食材の完全除去を指示された．除去により湿疹は改善した．

　2歳時点で特異的IgE抗体が低下傾向であったため，小麦と大豆について少しずつ除去の解除を指示された．経過は以下のとおりである．

- 鶏卵：2歳時，外食で鶏卵入りの子ども用の小さいハンバーグを1個摂取，1時間後から顔面腫脹，全身発赤，喘鳴を認めた．アナフィラキシーと診断され，アドレナリン筋注，H_1受容体拮抗薬の投与が行われた．消化器症状や血圧低下は認めなかった．現在も完全除去を継続中．
- 大豆：2歳頃から摂取を開始，現在は制限なく摂取できている．
- 小麦：2歳頃から摂取を開始，現在少量摂取可能であり，現在も漸増中．
エピペン®は処方されていない．

●現病歴

　5歳の男児，体重15 kg．夕方に市販の卵入りのドーナツ（全卵1/3相当）を1個摂取．母親が誤食に気づいて，すぐに医療機関を受診した．30分後に病院到着時，バイタルサインは体温35.8℃，心拍数120/分，呼吸数24/分，SpO_2 99%（room air），血圧92/75 mmHgと基準範囲内，皮膚，呼吸器，消化器症状など即時型アレルギー症状の所見は認めなかった．

鑑別診断1：アレルギー食品の誤食

　来院時，アレルギー症状は認めず，治療は要さなかった．しかし，摂取して

まだ30分しか経過していないこと，鶏卵摂取でアナフィラキシーの既往があるため，院内で経過をみることとした(転機).

摂取から約1時間半後，耳介後部に蕁麻疹が出現，頸部から全身に数分で広がったため，点滴ルートを確保し，抗ヒスタミン薬(d-クロルフェニラミンマレイン酸塩15 mg)とステロイド薬(コハク酸メチルプレドニゾロンナトリウム15 mg)を静注，その後，咳嗽・喘鳴が出現し始めた．

鑑別診断2：卵摂取によるアナフィラキシー

アレルギーの原因食品である鶏卵摂取後に，皮膚・呼吸器症状を認めたため，アナフィラキシーと診断され0.1% アドレナリン(0.15 mg)の筋注を行った．経過中，血圧低下は認めず，アドレナリン筋注10分後には皮膚症状・呼吸器症状はともに改善した．

誤食による摂取量は多く，呼吸器症状を認めており，二相性反応の出現を憂慮して入院とした．2歳時に続き，今回もアレルギーの原因食品でアナフィラキシーを起こしたので，アドレナリン自己注射を処方し，症状出現時の対応と誤食に対する指導を行い退院した．

教訓

転機 症状のピークアウトまでは目を離さない

受診時，アレルギー症状を全く認めなかったにもかかわらず帰宅させなかったのは，アナフィラキシーの既往があったこと，また誤食によるアレルゲン摂取量が多く，来院時，誤食から30分程度の来院であり十分な時間が経過していないためであった．誤食させてしまった親の心配も強く，院内で経過をみる方針とした．誤食後の症状を認めないからといって，帰宅させていたら，帰宅途中にアナフィラキシーとなっていた症例である．

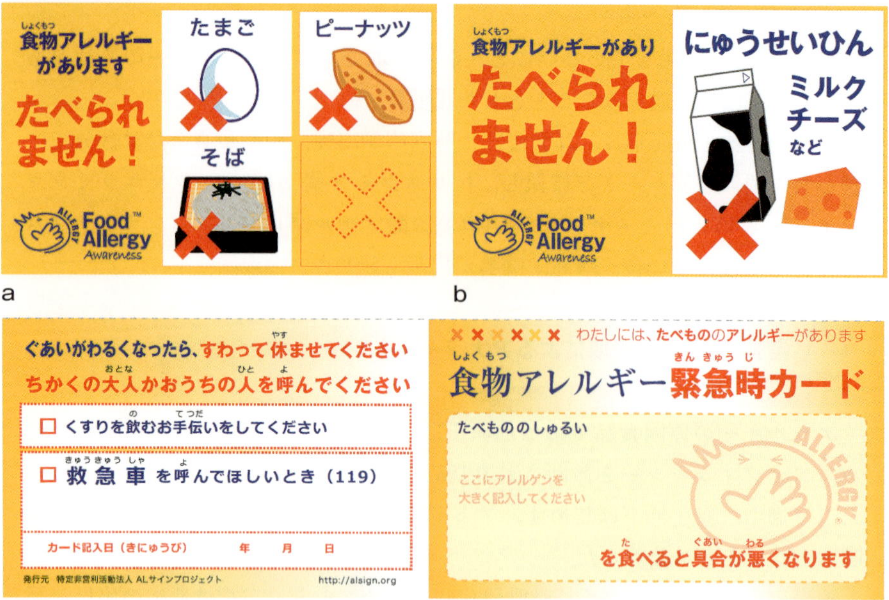

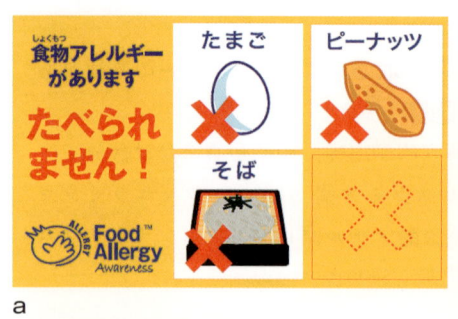

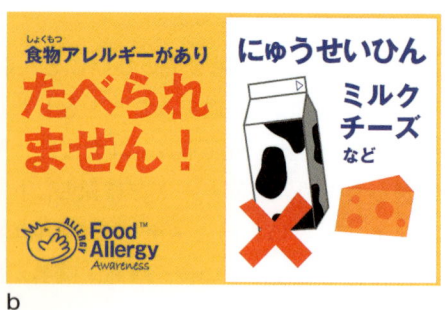

図1　食物アレルギーサインプレート
a, b：0歳〜小学校1学年ぐらいまでを対象．c：小学校低学年〜高学年くらいまでを対象．

最終診断

アナフィラキシー

TIPS

●アナフィラキシーは急速に進行しうる即時型反応

　アナフィラキシーはEAACI(European Academy of Allergology and Clinical Immunology)によると"重篤で生命に危機を与えうる全身的な過敏性反応"と定義され，多臓器にわたり症状が現れる即時型アレルギー反応の総称である．即時型反応はアレルゲン侵入から遅くとも2時間以内の短時間に進むことが多く，Jacobsらの報告[1]によると，抗原摂取から症状出現までの中央値は30分で，約86％が1時間以内，約94％が2時間以内である．誘発症状としては皮膚・呼吸器・消化器・循環器・神経など多臓器にわたり，症状出現後は，急速に症状が進行する可能性があるため注意深い観察が必要である．誘発症状の重症度分類としてはSamp-

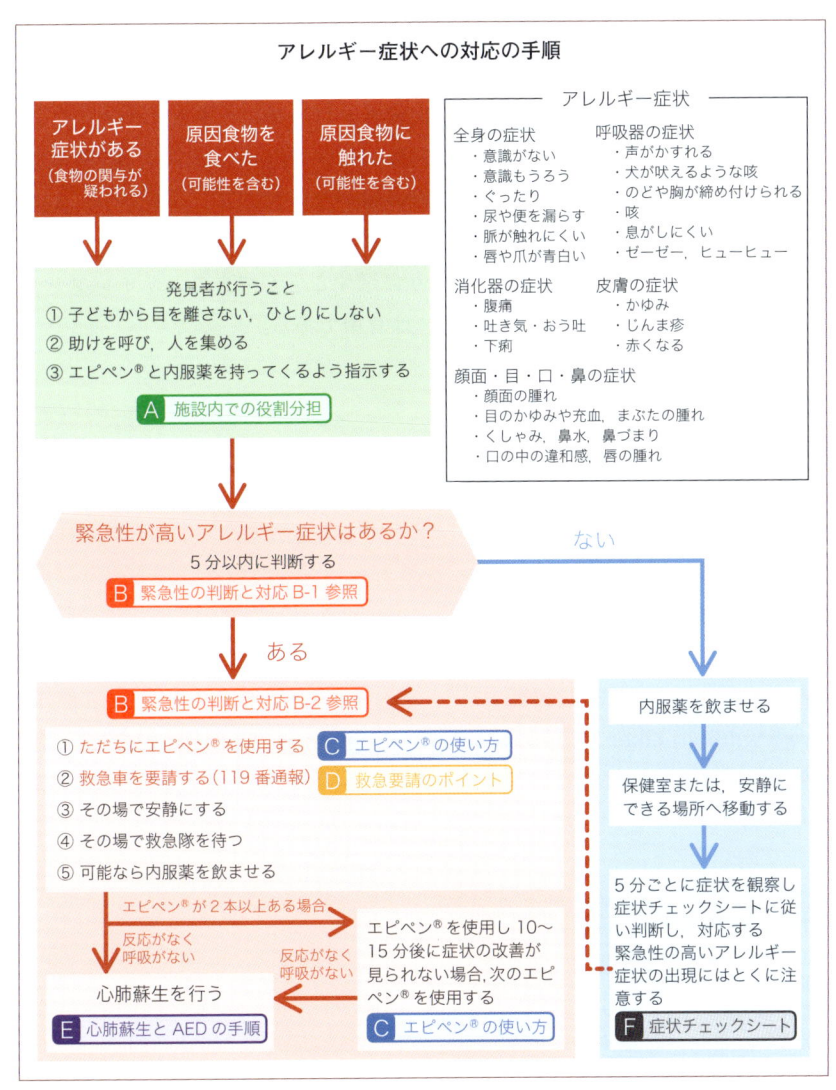

図2 食物アレルギー緊急時対応マニュアル（東京都版）

アレルギー症状への対応の手順

- アレルギー症状がある（食物の関与が疑われる）
- 原因食物を食べた（可能性を含む）
- 原因食物に触れた（可能性を含む）

アレルギー症状

全身の症状
- 意識がない
- 意識もうろう
- ぐったり
- 尿や便を漏らす
- 脈が触れにくい
- 唇や爪が青白い

呼吸器の症状
- 声がかすれる
- 犬が吠えるような咳
- のどや胸が締め付けられる
- 咳
- 息がしにくい
- ゼーゼー，ヒューヒュー

消化器の症状
- 腹痛
- 吐き気・おう吐
- 下痢

皮膚の症状
- かゆみ
- じんま疹
- 赤くなる

顔面・目・口・鼻の症状
- 顔面の腫れ
- 目のかゆみや充血，まぶたの腫れ
- くしゃみ，鼻水，鼻づまり
- 口の中の違和感，唇の腫れ

発見者が行うこと
1. 子どもから目を離さない，ひとりにしない
2. 助けを呼び，人を集める
3. エピペン®と内服薬を持ってくるよう指示する

A 施設内での役割分担

↓

緊急性が高いアレルギー症状はあるか？
5分以内に判断する
B 緊急性の判断と対応 B-1 参照

→ない→ 内服薬を飲ませる → 保健室または，安静にできる場所へ移動する → 5分ごとに症状を観察し症状チェックシートに従い判断し，対応する 緊急性の高いアレルギー症状の出現にはとくに注意する
F 症状チェックシート

↓ある

B 緊急性の判断と対応 B-2 参照
1. ただちにエピペン®を使用する
2. 救急車を要請する（119番通報）
3. その場で安静にする
4. その場で救急隊を待つ
5. 可能なら内服薬を飲ませる

C エピペン®の使い方
D 救急要請のポイント

エピペン®が2本以上ある場合

反応がなく呼吸がない → 心肺蘇生を行う
E 心肺蘇生とAEDの手順

エピペン®を使用し10〜15分後に症状の改善が見られない場合，次のエピペン®を使用する
反応がなく呼吸がない
C エピペン®の使い方

---

sonらが提唱したアナフィラキシーのグレード分類[2)]があり，アナフィラキシーと診断した場合には速やかな治療介入が必要である．

　とくに食物アレルギーのある児の誤食は，抗原摂取量が閾値を大幅に超えている可能性もあり，受診時の症状が軽微だとしても少なくともピークアウトを確認するまで，もしくは症状出現がないことを少なくとも2時間程度は確認すべきである．

●誤食を防ぐ

食物アレルギーのある児にとって，誤食を防ぐことは非常に重要である．

家庭内では，調理中の混入をはじめ，保護者が目を離したすきにきょうだいの食べこぼしを摂取したりすることもあり，具体的な例を提示しながら，指導することが必要である．年齢を経ると，保護者の目の届かないところでの誤食のリスクもあり，家族だけでなく周りの大人が誤食による危険の理解を共有することも必要である．児に食物アレルギーがあることを周りに示すことができる，サインプレート[3]（図1）などを利用することも誤食の防止には有用である．

●誤食による症状出現時の対応について

原因抗原摂取の誤食後は注意深く様子を観察し，症状出現時には症状の程度に応じて適切な治療が必要である．アドレナリンはアナフィラキシー治療の第1選択薬であり[4]，自己注射用アドレナリン（エピペン®）はアナフィラキシーの既往のある児において重要な薬剤である．2011年9月からは保険診療が適用となり，両親だけでなく，保育所や学校において，緊急の場に居合わせた関係者が本人の代わりに注射することも許されている[5]．保育所や幼稚園，学校とも連携をとり，生活管理指導表や食物アレルギー緊急時対応マニュアル（2013年7月版，東京都作成．http://www.tokyo-eiken.go.jp/kj_kankyo/allergy/to_public/）（図2）などを用いて症状出現時には迅速に対応できるよう指導すべきである．

■文献

1）Jacobs TS, et al: A survey study of index food-related allergic reactions and anaphylaxis management. Pediatr Allergy Immunol **23**(6): 582-589, 2012.
2）Sampson HA: Anaphylaxis and emergency treatment. Pediatrics **111**(6 Pt 3): 1601-1608, 2003.
3）栗原和幸：ALサインプロジェクト．
4）The use of epinephrine in the treatment of anaphylaxis. AAAI Board of Directors. J Allergy Clin Immunol **94**(4): 666-668, 1994.
5）海老澤元宏：食物アレルギーの診療の手引き 2011．厚生労働科学研究費補助金　免疫アレルギー疾患等予防・治療研究事業　食物アレルギーの発症要因の解明および耐性化に関する研究, 2011.

〈河口恵美・赤澤　晃〉

Case 23　外傷は最悪の事態まで想定

5歳男児．初期診断：眼球打撲

症例

診療経過

　5歳の男児．拾った鉄の棒（自転車の部品？）を持って歩いていて転倒し，棒が左眼に当たった．目撃者はおらず，受傷状況の詳細は不明．帰宅後，母親に左眼が見えないと訴えるため，同日，当院の救急外来を受診した．

　受診時，顔面に目立った外傷はなし．左眼はつぶっていて自発的に開瞼不能．血の混じった涙が少量出ている．右眼の見え方は普通だが，左眼は全く見えない．受傷当時は痛かったが，徐々に治まってきたとのこと．嘔気・嘔吐なし．

　患児に開瞼させると角膜中心付近に盛り上がったところがあり，眼球結膜の充血も認められた．

鑑別診断1：角膜びらん（角膜上皮障害）

　棒が角膜に当たって角膜表面が傷ついた状態．障害の範囲が広ければ，ぼやけて見づらくなる．

鑑別診断2：眼球打撲による前房出血

　眼球に強い力が加わり変形，虹彩の損傷により生じた出血．前房水が血液で混濁すると視力低下をきたす．

　角膜の損傷が疑われたため，同日，当院眼科を受診した．

　視力は右眼1.2，左眼光覚弁（明暗のみ判別可能），開瞼できないため眼位・眼球運動は検査不能．細隙灯検査で角膜裂傷および眼球結膜の充血が認められた（図1）．虹彩は創孔に嵌頓し，一部は角膜上にはみ出していた（転機）．瞳孔変形のため水晶体や眼底は観察不能であった．

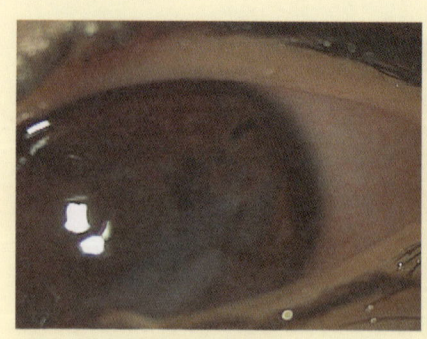

図1 眼科受診時の前眼部
画像が不鮮明であるが，角膜下方の白濁している部位に角膜裂傷がある．

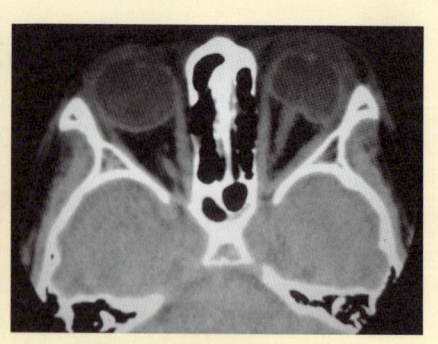

図2 受傷当日の眼窩部CT
左眼が虚脱し変形している．

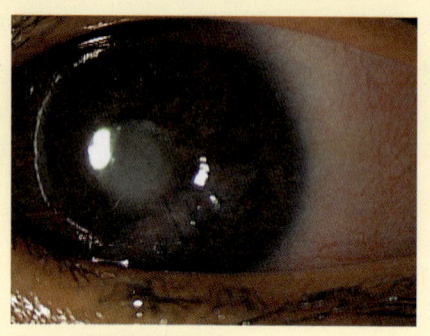

図3 手術後の前眼部
角膜裂傷を縫合した．術後数日して白内障発症（水晶体が白濁しているのが認められる）のため，再度手術を行った．

鑑別診断3：眼球破裂または穿孔性眼外傷

　超音波検査・眼窩部CTを行うと，眼球が虚脱し変形していた（図2）．網膜剝離や眼球周辺組織の損傷は認められなかった．
　同日，角膜縫合術を行った（図3）．

教訓

転機 受傷時の詳細な聴取と入念な観察が大切

　鉄の棒を持っていたという証言の聴取，角膜に不自然な傷を見つけたことが穿孔性眼外傷を疑わせ，迅速な眼科への紹介へとつながった．

　穿孔性眼外傷は眼外傷のなかでも重大な視力障害につながることが多い．本症を疑わせる所見が認められたら，直ちに眼科へ紹介することが望ましい．

最終診断

穿孔性眼外傷

TIPS

●眼球破裂・穿孔性眼外傷疑いの患者をみたら

　眼球に開放創を生じる外傷のうち，鈍的外傷によるものを眼球破裂，鋭的外傷によるものを穿孔性眼外傷と呼ぶ．

　眼球内は免疫寛容状態にあるため，眼球に開放創があると眼内への感染を容易に生じる．一度眼内に感染が生じてしまうと，網膜などの重要な部位が障害され短期間のうちに重度で不可逆的な視力低下を起こし，失明することも珍しくない．そのため，穿孔性眼外傷や眼球破裂を認めたら原則的に受傷当日に手術を行って創口を閉鎖する必要がある．

　以下に穿孔性眼外傷・眼球破裂疑いの患者が来院した際の注意点を述べる．

▶問診
- いつ，何をしていたか，どこにぶつかったか，何にぶつけたか(材質，形状)．幼少や事故のショックのため，本人から十分な聴取ができないこともある．目撃者の証言もできるだけ得るようにする．
- 疼痛の有無・部位，自覚的な見え方：ぼやける，暗い，2つに見える．
- 涙の異常の有無：涙が多い，温かい涙が出る(前房水漏出の可能性)，赤い涙が出る(結膜・強膜損傷の可能性)．
- ぶつけた物や場所の現物あるいは写真があれば，持参させると参考になる．

▶外見の観察と検査
① 眼瞼：眼瞼腫脹，皮下出血，皮膚の損傷．

② 角膜：不自然な凹凸（角膜裂傷，創口から虹彩脱出の可能性），白濁（角膜損傷に伴う浮腫の可能性）．
③ 結膜：充血，出血，表面の不整．可能なら眼球運動させて隅まで観察する．
④ 前房：前房出血に伴う混濁の有無．ペンライトで前方や側方から光を入れて観察するとわかりやすい．
⑤ 虹彩：対光反射，瞳孔径，瞳孔の形状（正円かどうか）．
⑥ 水晶体・硝子体・網膜：ペンライトによる徹照（眼球正面から光を当てると網膜から反射したオレンジ色の光が見える）を行い，きれいな反射があるかどうか．白内障・硝子体出血・網膜剥離などがあれば，眼底からの反射光は観察できない．
⑦ 眼球運動・眼球運動痛や複視の有無（外眼筋の損傷・眼窩底骨折の可能性）．
⑧ 眼圧：眼球に開放創があると前房水の漏出に伴い眼圧が低下する．眼瞼上から眼球を触診して眼圧を確認する．両眼を触って左右差の有無を判定するとわかりやすい．ただし後述するように過度な圧迫は危険．なでるように優しく触るだけでも確認は可能である．
⑨ 画像検査：CTで眼球の変形，水晶体脱臼，網膜剥離，眼内異物，眼球周辺組織損傷の有無を観察できる．MRI撮影に関しては，金属製の眼内異物残留の可能性を十分考慮する．

▶ **無理やり開瞼しない・眼球を圧迫しない**

　打撲による眼瞼腫脹で開瞼不能のことが多く，疼痛や恐怖のために開瞼してくれない小児も多い．眼球を観察するにあたり指を使って開瞼したくなるところではあるが，開放創が存在しているときに無理やり開瞼すると指で眼球を圧迫し，創口より眼球の内容物が飛び出す危険性がある．

　開瞼するときは眉毛部を指で引き上げるなどしてなるべく眼球を圧迫しないようにする．開瞼が無理だと思ったら眼科へ紹介し，開瞼器を用いて開瞼させたほうがよい．

▶ **外傷の視認が困難な場合もある**

　創口が小さいと傷に気づきにくいときがある．とくに細い棒状のものが刺さった場合には，肉眼ではほとんどわからない．結膜は薄く伸縮性があるため，強膜に創口を生じていても結膜に覆われて視認できないこともある．

　そのような状況下では眼科の検査器械を用いないと創口の発見は困難である．受傷状況から眼球破裂や穿孔性眼外傷が疑われたら，眼科受診を勧めるほうがよい．

〈野田英一郎〉

column 7

眼窩，鼻翼周囲に圧痛を訴える10歳くらいの女児はいませんか？

　上顎犬歯萌出障害（埋伏歯）の発現頻度は，0.8～2.9％です．その原因は犬歯の原基となる犬歯歯胚の位置異常が多いのですが，原因は特定されていません．ただし女児に多いこと（1：1.6），人種差があること，同一家系内での発現頻度が高いことなどから，遺伝的要因が関与するのではないかと推測されています．

　図は眼窩から鼻翼にかけての圧痛を主訴に耳鼻咽喉科を受診．X線診査により上顎犬歯の埋伏を認めたため，当院矯正歯科を受診した症例です．

　日本人小児の上顎犬歯平均萌出年齢は10歳前後です．通常，犬歯萌出の1～1.5年前から萌出部周囲の頬側歯肉は膨隆し，先行乳歯である乳犬歯は動揺し始めます．しかし，10歳近くなっても口腔内に犬歯の膨隆を認めず，逆に眼窩，鼻翼周囲に違和感を訴える場合，上顎犬歯の萌出障害の可能性が疑われます．

　診断は，頭部X線診査により行い，違和感を訴える部分に埋伏歯を認めれば確定診断となります．口腔に近い部分に存在する埋伏歯は，歯科でもデンタルX線診査を行うため発見しやすいのですが，頭部を全体的に撮影するX線診査はスクリーニングでは行うことが少なく，見過ごされる可能性があります．

　本症例では矯正歯科治療を行うことで，埋伏歯を適切な位置に誘導できました．上顎犬歯萌出障害は100人当たり1～3人の頻度で発生し，決して少ない数ではないため，経過観察前に頭部X線診査を行うことが重要です．

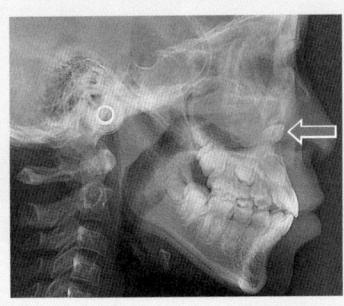

図　上顎埋伏犬歯のX線写真

10歳2か月女児．眼窩から鼻翼にかけての圧痛を主訴に来院した．上顎犬歯萌出障害（埋伏歯）を矢印で示す．

（井口　暁）

> 5歳6か月女児．初期診断：急性胃腸炎

MiniCase 4 頭痛・嘔吐で神経学的異常所見はないが…

症　例

診療経過

　5歳6か月の生来健康な女児．夕食後3時間ほど経過してから，突然右側頭部痛を訴え，嘔吐も認めたことから，A病院の夜間外来を受診した．頭痛と嘔気のためぐったりしているものの，意識障害はなく会話も可能だった．明らかな神経学的異常所見は認めておらず，年齢からも脳血管障害の可能性は低いと考え（転機），「急性胃腸炎に伴う頭痛・嘔吐」と診断し，制吐薬を処方して帰宅させた．

　帰宅後も嘔吐は持続し，帰宅から1時間後に全身性けいれん発作を起こし，A病院に救急搬送された．けいれん発作頓挫後に撮影された頭部CTで脳室内出血と急性水頭症を認め（図1），直ちに専門病院に搬送となった．その後の検査で，脳動静脈奇形と診断された．

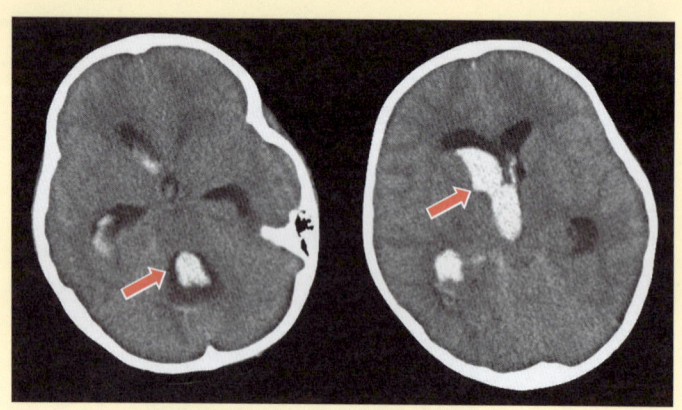

図1　救急搬送時の頭部CT

教　訓

転機　常識が邪魔をする

　小児の内因性頭蓋内出血の頻度は，10万人当たり1.1例/年程度と非常に少ないが，適切な診断・治療が行われなければ生命に直結する疾患である．意識障害や巣

症状があれば，頭部 CT 撮影を考慮するだろうが，本症例のように明らかな神経学的異常所見がみられない場合の対応に苦慮することも多いのではないだろうか．脳血管障害は，突然の発症（sudden onset）であることが多い．本症例も突然発症の頭痛・嘔吐であり，これが成人であれば脳血管障害が第1に疑われただろう．「小児の頭蓋内出血は非常にまれなのでまさか違うだろう」という常識が，誤った判断に向かわせてしまったのかもしれない．

頭痛は小児科外来でも多く経験される症状であり，その大多数には緊急性はない．しかし，突然の発症，嘔吐や巣症状など随伴症状を伴うもの，ぐったりするほど強い頭痛，などでは緊急画像評価まで行う必要がある．小児内因性頭蓋内出血で意識障害を呈する割合は約50%とされており，意識障害がないことだけでは頭蓋内出血を否定することはできない．頭部 CT で頭蓋内出血を認めた場合は，即座に小児脳神経外科診療のできる施設への搬送を考慮すべきである．

最終診断

脳動静脈奇形

■文献
1）de Ribaupierre S, et al: A 10-year experience in paediatric spontaneous cerebral haemorrhage: which children with headache need more than a clinical examination? Swiss Med Wkly **138** (5-6): 59-69, 2008.

（井原　哲）

Case 24 輸液で改善しない胃腸炎

6歳女児．初期診断：急性胃腸炎

症例

診療経過

6歳の女児．入院2日前に38.2℃の発熱，食欲低下，腹痛があり，近医のA診療所を受診した．急性胃腸炎の診断で，整腸薬，抗菌薬，解熱薬を処方され帰宅した．鼻汁はなく，乾いた咳をしていた．翌日，朝の内服時に嘔吐があり，A診療所を再診し輸液(1号液700 mL，セフトリアキソン1 g)を行ったが，その後も腹痛と嘔吐が遷延した(転機1)．

鑑別診断1：急性胃腸炎

WBC 15,780/μL，CRP 2.95 mg/dL，AST 98 IU/L，LDH 496 IU/L，CK 588 IU/L の血液検査の結果から横紋筋融解症を疑われ(転機2)，B病院を紹介受診した．心肺所見は正常と判断され，腹部は平坦で臍周囲に圧痛があり，胃腸炎の診断で帰宅した．四肢の痛みや脱力がないことから，横紋筋融解症は否定的と考えられた．

鑑別診断2：急性胃腸炎，横紋筋融解症

入院当日も発熱，嘔吐，腹痛が続き，活気に乏しかった．B病院再受診時に聴診器で奔馬調律(gallop rhythm)を聴取し(転機3)，初めて心疾患が疑われた．心電図で幅広いQRS波とST-T変化(図1)，心エコー検査でEF(駆出率)低下(45%)を認め，心筋炎疑いで専門病院に搬送された．

鑑別診断3：心筋炎，心筋症

入院時は意識清明で呼吸苦なく会話も可能で，血圧，末梢循環は保たれてい

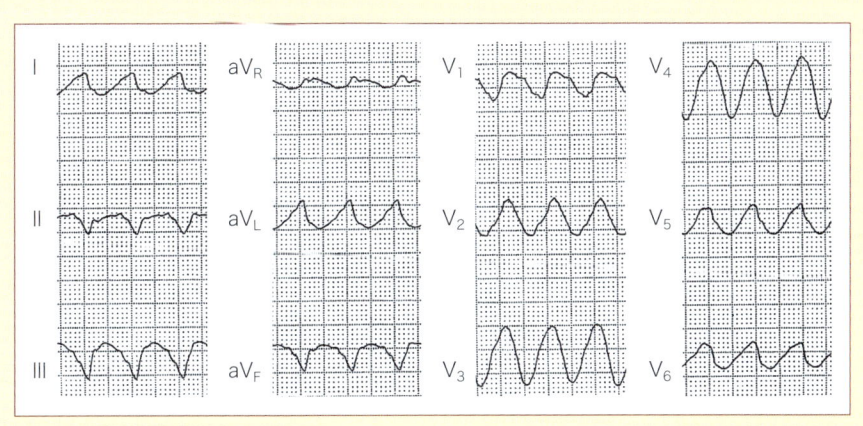

図1 B病院再受診時の心電図
幅広いQRS波と著明なST-T変化がありP波は同定できない．

た．心筋炎の診断で，酸素，ミルリノン，免疫グロブリンの投与を開始した．伝導障害を示唆する心電図異常は持続していた．入院2日目より心室頻拍が出現し，心収縮能も低下したため，体外式膜型人工肺(extracorporeal membrane oxygenation：ECMO)を導入した．不整脈・心機能は次第に改善した．入院7日目にECMOを離脱し，12日目に抜管した．一般病棟に移った後も順調に軽快し，入院30日目に後遺症なく退院した．

教訓

転機1 致死的な疾患まで想起する

　心筋炎，とくに劇症型心筋炎は，数時間～数日で致死的となりうる代表的な「帰してはいけない疾患」である．主訴が胸痛や不整脈であれば誰もが心疾患を疑うが，腹痛や嘔吐の際は見逃しやすい．実際，診療が遅れて死への転帰をたどった自験例では，ほとんどの初期診断は急性胃腸炎であった．心筋炎で腹部症状が目立つ機序は，①エンテロウイルスが原因になることが多い，②消化管のうっ血による，③重篤な心不全では(脳や腎臓を守るために)消化管への血流が犠牲になる，ためと推測される．

　腹痛・嘔吐を訴える患者をみた際に，まずウイルス性の急性胃腸炎を考え，次に輸液を行っても改善しない例では急性腹症を念頭に置くことは当然である．そこ

で，急性心不全の可能性も思いつくかどうかが，重要な診断の分かれ目になる．低い確率であっても心筋炎を否定するために，下記の身体所見や検査所見に注意しなければならない．

転機2 検査所見を手がかりにする

　点滴のために静脈ラインをとる際に，同時に採血も行うことが多いはずである．そのデータで，AST，LDH，CKの上昇があれば心筋炎も鑑別に挙げなければならない．血液ガスでアシドーシスや乳酸の高値を認めれば，より疑わしい．A診療所もB病院も検査値の異常に気づいていながら，横紋筋融解症という誤った診断に向かってしまった．

　心筋炎に特異的な検査は，血液ではトロポニンT，トロポニンI，H-FABP（ヒト心臓由来脂肪酸結合蛋白），CK-MB，BNP（脳性ナトリウム利尿ペプチド），NT-pro-BNPなどの上昇で，総合病院であれば緊急検査ができる施設も多い．12誘導心電図では，QRS幅の増大，ST-T変化，不整脈といった何らかの異常所見が必発である．心エコー検査を行えば，心拡大や心収縮力低下により容易に診断しうる．胸部X線写真で心拡大や肺うっ血像を呈することもあるが，ないからといって心筋炎は否定できない．

転機3 身体所見を手がかりにする

　身体所見で心筋炎に気がつく手がかりは，心音減弱，奔馬調律，心雑音，不整脈，肺野の断続性ラ音などである．胃腸炎症状の患者の聴診を丁寧に行うことは，いつか致死的な患者を救うことにつながる．これらは急性心不全の所見であり，新生児・幼若乳児では先天性心疾患，著しい頻脈や徐脈では不整脈の可能性もある．心筋炎と心筋症の急性増悪の鑑別は初期には難しく，ECMOを含めた対応を行いながら鑑別を進める必要がある．

最終診断

劇症型心筋炎

TIPS

●心筋炎の臨床

心筋炎の原因は感染，薬剤，膠原病，川崎病などで，とくにB群コクサッキーをはじめとするエンテロウイルス，アデノウイルス，インフルエンザウイルス，サイトメガロウイルスなどのウイルス感染が多い．経過により急性と慢性に分けられ，急性のうち急激に血行動態が破綻し，体外循環補助を行わなければ致死的経過をとる例を劇症型心筋炎(fulminant myocarditis)と称する．

■文献
1) 日本循環器学会，他：急性および慢性心筋炎の診断・治療に関するガイドライン(2009年改訂版)．http://www.j-circ.or.jp/guideline/pdf/JCS2009_izumi_h.pdf (最終アクセス2015年2月)
2) 日本小児循環器学会学術委員会：小児期急性・劇症心筋炎の診断と治療の指針．日小児循環器会誌 22(4)：514-524, 2006.

(三浦　大)

MiniCase 5 　7歳女児．初期診断：心因性反応，精神疾患
精神疾患でよいですか？

症　例

診療経過

　7歳の女児．受診の20日前くらいから，理由なく突然泣き出すようになった．また夜中に熟睡できず睡眠と覚醒を繰り返し，昼夜逆転気味になった．朝起きることができず，学校に行けなくなり昼夜逆転が悪化したため，近医を受診した．心の問題といわれ，市の「こころの相談室」を紹介された．学校でもカウンセリングを受けた．1週間前から口数が少なくなり，いままでできていた算数の問題が解けないときがあった．夜間覚醒し大声を出して騒ぐことがひどくなり当院を受診した．

　受診時，歩いて診察室に入り，意識は清明だった．重症感はなく，心因性反応を考慮してこれまでの環境要因などを詳細に聞くことにした．周産期に異常なく，これまでの発達は正常で，特記すべき既往歴もなかった．発達障害や精神神経疾患の家族歴はなかった．学校の成績はよく，下校後も宿題が終わるまでは遊ばないまじめな性格だった．やや神経質だがこだわりはとくに強くはなかった．学校へは楽しく通学し，いじめやトラブル，最近の環境の変化はなかった．症状出現前に先行感染はなかった．ここまでの問診上では，今回の症状発症のきっかけになるような原因は見出せなかった．しかし診察中も突然泣き出し，また，「テーブルの上に虫がいる」などと幻視を疑わせる言動を認めた．継ぎ足歩行が稚拙であったが，それ以外に有意な神経学的異常所見は認めなかった．

　睡眠障害と性格変化からは心因性反応や精神疾患を疑い，精神科や心理カウンセラーに紹介することをまず考えた．しかし，これまで何も精神的な問題がなかった児に比較的急速に発症していることから，念のため器質的疾患を鑑別することとした（転機1）．

　急性脳炎にしばしば認められる先行感染や発熱，けいれん，意識障害は認めなかったが，急性脳炎のうち，精神症状を主体とする辺縁系脳炎の可能性はないかと考えた．辺縁系脳炎では腫瘍の合併を認めることがあるため，小児科の外来で簡便に行うことのできるスクリーニングとして腹部超音波検査を行った

ところ，卵巣に腫瘤を認めた（転機2）．

卵巣腫瘍に合併した辺縁系脳炎の疑いとして専門施設に紹介した．髄液細胞数，蛋白の上昇はなく，脳波，MRIでも異常所見を認めなかったが，髄液から抗NMDA受容体抗体が検出され，抗NMDA受容体脳炎と確定診断された．ステロイドパルス療法，γグロブリン療法，卵巣腫瘍切除術を行った．病理診断で卵巣奇形腫と診断された．精神症状は波があるものの約1か月半で改善し，現在大きな後遺症は認めていない．

教訓

転機1 辺縁系脳炎の鑑別は難しい

発熱や意識障害，けいれんがなく，精神症状で発症する辺縁系脳炎の場合，精神疾患や心因性反応との鑑別が難しい．精神疾患として精神科で加療が開始されることもまれではない．本症例のように，発達障害などの基礎疾患のない児が，比較的急速に精神症状を発症した場合は，辺縁系脳炎を鑑別疾患に挙げる必要がある．また，10歳以下の低年齢では統合失調症などの精神疾患は，きわめてまれであることも知っておく必要がある．

転機2 抗NMDA受容体脳炎の臨床

抗NMDA受容体脳炎は辺縁系脳炎の一型であり，若年女性に多く，卵巣奇形腫の合併が多い．典型例では感冒症状に引き続き性格変化・精神症状で発症し，けいれん，無反応，呼吸抑制，不随意運動，自律神経症状が出現する．頭部MRIでは，大脳辺縁系に異常信号を認めるが，画像異常を認めない症例も多い．同疾患を疑った場合は腹部超音波検査が必須で，腫瘍が見つかることが診断の一助になる．

最終診断

抗NMDA受容体脳炎，卵巣奇形腫

（鈴木洋実・三山佐保子）

Case 25　8歳女児．初期診断：便秘症〜急性胃腸炎

事実に忠実であることが答えに通じる

症例

診療経過

　8歳の女児が母親に連れられて，4日前からの非胆汁性・非血性嘔吐を主訴に総合病院の救急外来を受診した．3日前から昨日まで，自宅近くのかかりつけのクリニックを受診し，連日点滴をしてもらっていた．同様のエピソードは，ここ数年間は年2回程度あり，周期性嘔吐症だといわれていた．今回はいつも数日で改善する症状が長く続くこと，昨日から腹痛を訴えるようになってきたことが気になったため，母親の判断により受診となった．経過中1回だけ泥状便が出たが，それ以外の排便はなかった．食事は全く摂取できず，少量の水分を頻回に分けて飲んでいるが，飲んでもすぐに嘔吐してしまったとのことであった．外傷歴や薬物摂取歴はなかった．

　初診医が診察したところ，患児はぐったりしていた．胸部に異常所見を認めなかった．腹部全体に圧痛を認めたが，腹膜刺激症状は認めなかった．また上腹部を中心に腹部の膨満も認めた．ぐったりしているのは脱水も影響しているのだろうと考え，輸液を行うこととした．

鑑別診断1：周期性嘔吐症

　すでにかかりつけ医で診断されており，過去にも同様のエピソードがあったとのことから，まず想定された（転機1）．しかし今回は腹痛を伴っていることもあり，別の原因を考えた．

鑑別診断2：便秘症

　排便回数が減っていたこと，腹痛を訴えていることから初診医は別の原因として上記を考えた．輸液を行いながら浣腸をしたところ，少量の排便に伴って

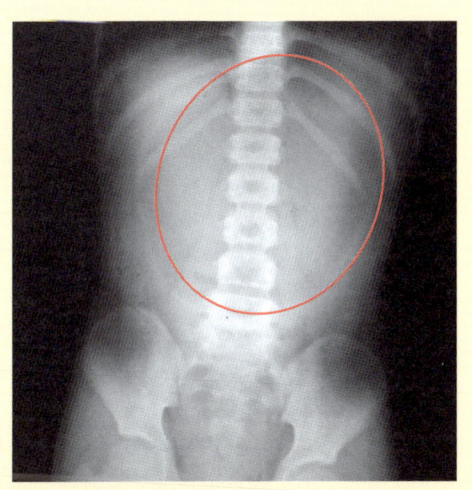

図1 腹部単純X線写真
胃内に著明なガス貯留を認める．

　症状の改善がみられたため，この日は輸液終了後帰宅となった．
　輸液を終了して帰宅したが，帰宅後間もなく再び非血性非胆汁性嘔吐が始まった．15分ごとに吐くようになったため，帰宅して約12時間後に同院の夜間の救急室を受診した．救急室では心拍数126/分，呼吸数20/分と軽度の頻脈を認めた．腹部所見は変わらず腹膜刺激症状を伴わない圧痛を腹部全体に認め，また上腹部の膨満も認められた．再度輸液を行い，腹部単純X線撮影を施行したところ，著明な胃内のガス貯留（**図1**）を認めた．担当した医師は，症状が一向に改善しないこと，またX線写真の異常像を認めることから，経鼻胃管を挿入して減圧したうえで，急性胃腸炎として入院させた．

鑑別診断３：原因の特定できない嘔吐症……急性胃腸炎？

　胃管挿入時にコーヒー残渣様の胃液が吸引されたため，頻回の嘔吐による粘膜病変が原因となる上部消化管出血の存在も想定された．入院後はH_2受容体拮抗薬を使用し，絶飲食とした．
　入院後，過去に同様のエピソードがあったときの経過を再度聞き直したところ，以前に同じ症状で他院を受診したときに経鼻胃管を挿入して改善したこと

があったとのことであった．この時点で筆者が本児の診療に関わったが，本児の臨床経過はこれまで想定されたいずれの疾患とも臨床像が合致せず，胃軸捻転症の可能性が考えられた（転機2）．

鑑別診断4：胃軸捻転症

そこで腹部CTを施行したところ，短軸（胃の小弯～大弯）を軸にした胃の捻転を認めた．同日消化器内科医により緊急上部消化管内視鏡検査を施行したが，胃内でカメラを先に進めることができなかった．外科的治療の適応と判断され，小児外科のある施設に転院搬送となった．

転院後は捻転解除および胃の固定術を施行された．胃軸捻転症に合併することが知られている横隔膜や脾臓の異常などは認められず，術後の合併症なく退院となった．その後，症状の再発はみられていないとのことである．

教訓

転機1 前医の診断名に惑わされず，事実に基づく診療を行う

本児は過去に同じようなエピソードがあり，それに対して「周期性嘔吐症」という診断名が付けられていた．私たち医療者は，習性として患者に疾患名というラベルを貼ってしまう．そして一度ラベルを貼ってしまうと，「○○病の××さん」といったように，患者を表現する一部として使用してしまう傾向がある．このように疾患名が付けられてしまうと，私たちはどうしても先入観をもってしまい，同様の症状で再診したときにほかの鑑別疾患を考えられなくなってしまう．疾患名という先入観をもつ弊害である．

このように患者にラベルを付けてしまうことは，認知バイアスの1つである．このような認知バイアスと戦うために，いくつかの方法が知られている．詳細は成書に譲るが，筆者自身が普段心がけていることは「絶えず自分自身以外の医師の判断を鵜呑みにするのではなく，自分の五感を用いて事実に基づく情報を集め，事実に忠実であるように意識すること．そして不確実な情報をもとに病名を付けるのではなく，正確な情報をもとに病態の正しい把握に努める」ということである．このようにミスが起こりやすい思考過程を予測し，ミスが起こらないように自分をコント

ロールする，自分の考えを客観視しながら認知バイアスのリスクを減らすようにする思考法はメタ認知と呼ばれる[1]．本事例は，最終診断に至るまでに周期性嘔吐症，便秘症，急性胃腸炎などの疾患名が付いた．筆者が本事例に関わった際，これらの疾患名に惑わされることなく，新たな気持ちで病歴と身体所見，そして腹部X線写真を見た．確かに「後医は名医」かもしれないが，「前医の診断名にだまされないように事実に注目する」と普段心がけている原則の大切さを再認識した次第である．

転機2 まれな疾患はなかなか思いつかない

　通常，私たちは患者の診療をする際，頭のなかで鑑別診断を考えながら病歴聴取や身体診察をしている．一般的に経験のある医師は，主訴や病歴を聞き始めた時点で該当する診断が頭に思い浮かんでおり（パターン認識），その後の病歴や身体診察はその診断仮説を検証する過程となっている．それに対して経験の浅い医師や老練の医師であってもすぐに該当する疾患が思いつかない場合，網羅的に病歴聴取を始めることが一般的である．私たちは臨床の現場でこのどちらか，あるいは両方を用いて診断に至っているのが一般的であろう．

　ところが対象が本事例のようにまれな疾患の場合，問題の1つは「疾患を知らない」ために上記のいずれの方法も診断に至る助けにならないということではないかと思う．いくら網羅的に病歴を聴取し，身体診察をしたとしても，知らなければおおよその病態は把握できても，疾患を思いつくことはできない．それが見逃しても患者の予後に影響しないものであれば，思いつかないことも許されるかもしれないが，致死的なものであれば許されるものではない．このような問題に対応する方法として，私たちは専門科にコンサルトする，あるいはキーワードを使ってインターネットで検索するという方法を選択できる[1]．そして適切にコンサルトや検索をするためには，正確な病歴聴取と身体診察ができており，かつ適切なキーワードが抽出できていなければならない．本事例の場合，「急性発症」「再発性」「激しい腹痛」「頻回の嘔吐」「上腹部に限局した腹部膨満」などがキーワードに相当する．このように病歴や身体診察から抽出される患者情報を医学用語によるキーワードに置き換えたものをsemantic qualifier[2]と呼ぶが，これが適切に抽出できるようになるためには普段の診療でのカルテ記載やプレゼンから意識して使用し，練習を重ねておくことが大切だと考えている．

最終診断

胃軸捻転症

TIPS

●胃軸捻転症の臨床

　胃軸捻転症は非胆汁性嘔吐，上腹部膨満，腹痛を主訴に発症することが多く，新生児期と幼児期以降に発症のピークがあるといわれている．捻転の様式により長軸型，短軸型，また発症様式より急性型，慢性型，間欠型に分けられるのが一般的である．急性発症した乳児例の約30％に蘇生が必要となっており，うち約7％が死亡している．また緊急手術が必要となった事例は急性型の約60％と報告されている[3]．まれではあるが，決して見逃してはいけない疾患である．

■文献
1) Graber M, et al: Reducing diagnostic errors in medicine: What's the Goal? Acad Med **77**(10): 981-992, 2003. ＜診断を誤る原因とその対応法を簡潔に説明している総説．認知バイアスを減らすために具体的にどのようにすればよいかについても言及されている＞
2) Fleming A, et al: You too can teach clinical reasoning! Pediatrics **130**(5): 795-797, 2012. ＜医学生にどのように臨床推論を指導すべきかについて簡単に書かれているが，研修医への指導や自分自身が学ぶ方法にも置き換えることができる＞
3) Cribbs RK, et al: Gastric volvulus in infants and children. Pediatrics **122**(3): e752-e762, 2008. ＜約580人分の症例報告や自施設の経験をまとめた小児の胃軸捻転症に関する総説＞
4) 大西弘高（編）：The 臨床推論．南山堂，2012．＜臨床推論の学び方，理論や実践などについて書かれている．入門書にしては内容が充実しすぎているかもしれないが，簡単に読めるのでお勧めしたい＞

（井上信明）

9歳男児．初期診断：反射性失神

Case 26

ランニング中の失神

症 例

診療経過

9歳の男児．生来健康であった．ランニング中にスピードを上げた際，急にペースが落ちて転倒した．顔面蒼白で下肢の間代性けいれんもみられた．約30秒間で自然に回復し，嘔気を訴えていたが意識清明で麻痺もなかった．A病院に救急搬送されたが，身体所見に問題がないため，検査は行われずに経過観察となった（転機1）．

> 鑑別診断1：反射性失神（神経調節性失神）

家族が心配して2週間後にB病院を受診し，心電図検査（図1）でQT間隔の延長が認められた．既往歴を詳しくたずねたところ，2年前の入学時の心臓検診でQT延長を指摘されC病院を受診したが，異常なしと診断され，通院

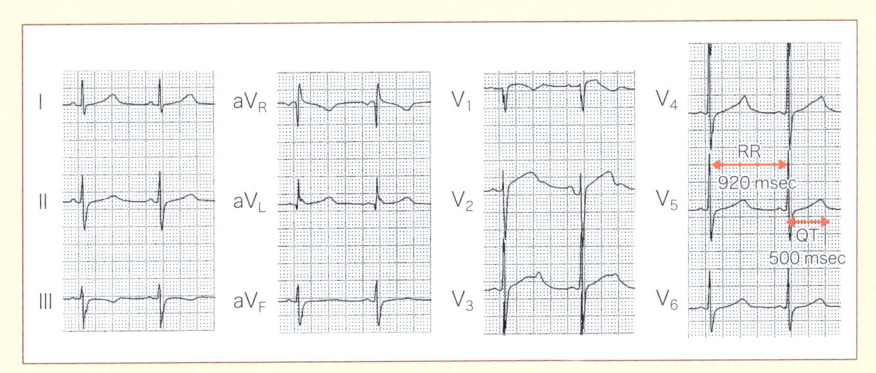

図1 本症例の心電図
自動解析のQT/QTc(B)間隔は564/582 msecである．V_5誘導での実測によるQTは500 msec，幅広いT波はLQT1に特徴的である．RR間隔は920 msecで，補正値はQTc(B)＝$0.5 \div (0.92)^{1/2}$＝0.521秒＝521 msec，QTc(F)＝$0.5 \div (0.92)^{1/3}$＝0.514秒＝514 msecとQT延長を認める．

も不要となっていた（転機2）．不整脈，てんかん，突然死などの家族歴はなかった．

> 📋 **鑑別診断2：QT延長症候群**
>
> QT延長症候群の診断でB病院から当院に紹介され，β遮断薬のインデラル®の内服を開始した．遺伝子検査で*KCNQ1*の変異が同定され，先天性QT延長症候群1型（LQT1）と診断された．その4か月後，インデラル®を怠薬した翌日，運動制限の指導に反してサッカーの練習中に再び意識消失とけいれんを起こした．服薬と運動制限を徹底し，QT延長作用のある薬剤の使用にも注意するようにあらためて指導した．

教訓

転機1 帰してはいけない失神・けいれん患者の見つけ方

　失神やけいれんの原因疾患として重症不整脈があり，まれではあるが致死的なので，安易に「帰してはいけない」．とくに，本症例のように運動に伴って発症する例は要注意である．原因疾患として，QT延長症候群をはじめ，カテコラミン誘発多形性心室頻拍，Brugada症候群，QT短縮症候群，WPW（Wolff-Parkinson-White）症候群，完全房室ブロック，洞機能不全などが挙げられる．既往歴として，失神やけいれん，薬剤の服用，学童であれば学校心臓検診の結果を聴取する．しばしば遺伝性を示すので，不整脈，てんかん，突然死に関する家族歴の聴取は重要である．

　QT延長症候群の原因には，遺伝子異常による先天性のほか，薬剤，電解質異常，徐脈，頭蓋内出血，甲状腺機能低下などの二次性もある．薬物では，種々の抗不整脈薬のほか，抗菌薬，抗真菌薬，向精神薬，抗癌薬，尿失禁治療薬などが知られている．日常診療では，とくにマクロライド系抗菌薬の使用に注意を要する．先天性QT延長症候群と診断されている患者には，これらの薬剤は禁忌あるいは慎重に投与しなければならない．

転機2 無症状のQT延長への対応

　学校心臓検診などで心電図上のQT延長を指摘され受診することがあるが，無症状で既往歴や家族歴に問題がないと判断に迷う場合がある．C病院で記録した心電図はボーダーラインであったと推測されるが，このような際は初診時の所見だけで終わりにせず，失神・けいれんがあればすぐに，なくても半年〜1年後には再診させるべきと考える．なぜならば，真のQT延長症候群であっても，毎回明らかな異常があるわけではなく，時に正常に近い心電図所見を呈するからである．QT延長症候群では初診時に無症状であっても，約5%に症状が出現するといわれている．

　QT間隔はⅡ，V_5，V_6誘導のいずれかで，接線法(QRS波の始めから，T波の下行脚に接線を引き基線との交点までの間隔を測定)で求める．心拍数の影響を受けるのでRR間隔での補正が必要で，Bazett法による補正式QTc(B)(QT間隔を先行するRR間隔の平方根で除する．正常値<440〜460 msec)が一般に用いられる．しかし，QTc(B)は心拍数の速い小児では過大評価になる傾向があり，RR間隔の立方根で除するFridericiaの補正式QTc(F)(正常値<小学生430 msec，中学生445 msec)のほうが心拍数の影響を受けにくく有用性が高い．一方，自動解析の信頼性は十分でなく，補正値は暗算ができないので，実測値やT波の形も適宜併用する．QT間隔が乳児320 msec，幼児360 msec，学童400 msec(それぞれ8，9，10 mm)以上，とくに図1のように実測で480 msec(12 mm)以上ある場合は，注意してQTcを解析したほうがよいと筆者は考えている．

最終診断

QT延長症候群

TIPS

● QT延長症候群の診断

　QT延長症候群は，心室筋の再分極過程が延長し，torsade de pointes(TdP)と呼ばれるQRSの極性と振幅がねじれるように変化する心室頻拍から，失神・けいれん，突然死をきたす疾患である．心電図上QT間隔が延長するだけでなく，幅の拡大，平低化，ノッチといったT波の変形も認める．このほか徐脈，1拍ごとに変化する交代性T波，2:1房室ブロックなども診断に有用な所見である．

■文献
1) 日本循環器学会, 他：QT延長症候群（先天性・二次性）とBrugada症候群の診療に関するガイドライン（2012年改訂版）. http://www.j-circ.or.jp/guideline/pdf/JCS2013_aonuma_h.pdf（最終アクセス2015年2月）
2) 日本小児循環器学会学校心臓検診委員会：器質的心疾患を認めない不整脈の学校生活管理指導ガイドライン（2013年改訂版）. 日小循誌 **29**(6)：277-290, 2013.
3) 日本小児循環器学会「小児不整脈の診断・治療に関する検討委員会」：小児不整脈の診断・治療ガイドライン. 日小循誌 **26**(Suppl.)：1-62, 2010.

（三浦　大）

column 8

溶骨性病変とBCG結核―国際的な発症の相違

　筆者は，都内の大学病院の研修医時代にBCGは予防接種のなかで最も安全という理由で乳児にまず初めに行う予防接種であると教わりました．しかし，その後移住したニュージーランドでは，BCGは必須の予防接種ではなく，ハイリスク地区に限定もしくは任意の接種であり，日本との違いに違和感を覚えていました．

　日本国内で最近，臨床的にEwing肉腫と診断された1歳男児の溶骨性病変を病理診断する機会がありました．その病理組織像は，悪性腫瘍ではなく結核様骨髄炎で，PCR法と予防接種歴などからBCG結核と確定診断しました．その後偶然，他院小児科からLangerhans cell histiocytosis(LCH)疑いの頸椎の溶骨性病変のコンサルテーションを受けました．まれな疾患ですが，BCG結核を疑う病理組織所見であり，遺伝子検査を含めた再生検を主治医らに勧めました．その時点でLCHとして治療開始が検討されており，頸椎へのさらなる侵襲的な検査は危険で回避すべき状況でしたが，再検査した結果BCG結核でした．

　病理診断が患者の治療を左右すること，また予防接種の病原性とそのあり方の国際的な違いについて再認識させられた経験でした．BCG接種が必須な日本では，小児の溶骨性病変をみた場合，BCG結核を鑑別診断に入れるべきと考えています．

（福澤龍二）

10歳女児．初期診断：急性胃腸炎

Case 27 にこにこしているが…

症 例

診療経過

 3日前からの腹痛と嘔吐を主訴に，Aクリニックを受診した．3日前の夕方から突然腹痛と嘔吐が発症し，2日前にB総合病院時間外外来を受診したが，とくに検査は行わずに診察のみで胃腸炎と診断され，制吐剤と整腸剤の処方を受けて帰宅とされていた．37℃の微熱があり，嘔吐は非胆汁性・非血性で食残のみ，腹痛は局在ははっきりせず，間欠的であった．食欲はあまりないが，昼食はバナナを食べられたとのことであった．学校ではウイルス性の胃腸炎が流行しているとのことだった．3日間排便を認めず，最後の排便は正常便であった．痛みは間欠的で，うずくまるほどの腹痛が出現したため，緊急で小児専門病院の当院を受診したが，その後腹痛はやや軽快したとのことであった．全身状態は良好で，診察時にはにこにことしており，バイタルサインは正常範囲内，下腹部に圧痛とごく軽度の反跳痛を認めた．筋性防御は認めなかった．

鑑別診断1：腸炎または便秘

 診察時にはあまり重篤感がなかったが，念のためスクリーニングとして採血と検尿，腹部X線検査を施行した（転機1）．採血では炎症反応はWBC 12,000/μL（neut 80％）で，CRPは3.1 mg/dLと軽度上昇していた．そのほかの肝・腎機能や電解質はとくに問題なく，検尿では異常所見を認めなかった．腹部X線では結腸ガスと便の貯留を認めたが，明らかな小腸ガスなどは認めなかった．

 ウイルス性の腸炎か便秘による腹痛を考え，鑑別のため浣腸を施行したところ，やや硬い便が排出されたが腹痛は改善しなかった．うずくまるほどの腹痛と炎症反応の軽度上昇の説明がつかず，また腸炎と考えるには便性が下痢ではないため，ほかに何か原因があるのではないかと考え，臨床経過はやや非典型

的だが急性虫垂炎を鑑別に挙げ，腹部超音波検査を施行することにした（転機2）．

鑑別診断2：急性虫垂炎

　右下腹部にプローブを当てたが，腸管ガスが多く虫垂の描出はできなかった．腹水の有無を確認するためダグラス窩を見ると，膀胱近傍に長径7 cm大の腫瘤性病変を認めた．病変には充実成分や石灰化病変は認めず，一部に囊胞構造を認めた．卵巣腫瘍と考え，カラードプラで確認したが，血流はあると考えられた（図1）．同部位をエコープローブで圧迫すると圧痛を認めた．血流の途絶の所見はないが卵巣茎捻転の可能性があると考えた．

鑑別診断3：卵巣茎捻転

　直ちにC小児総合病院へと搬送し，同日緊急開腹手術が施行された．左卵巣の非腫瘍性捻転を認め，左卵巣は暗赤色に色調が変化していた．捻転解除と卵巣固定術が施行された．

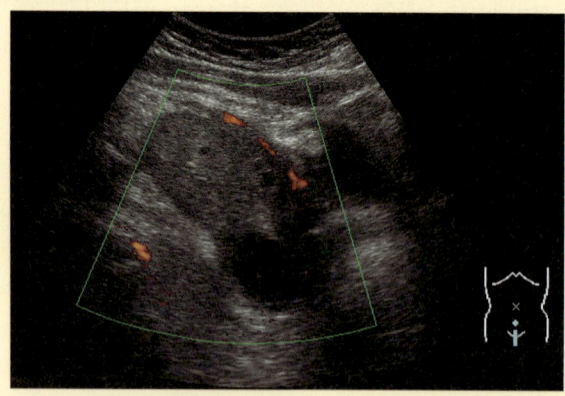

図1　右卵巣の腹部超音波像
径8 cm大で卵胞と思われる囊胞成分と充実成分があり，石灰化像などの奇形腫病変は認めない．血流は認めると考えられた．

教訓

転機 1 スクリーニング検査で異常があれば原因追求をすべきである

　急性胃腸炎というのは診断ができていない病態に対して付けられる場合がある．胃腸炎症状が認められるときには胃腸炎以外の鑑別診断からあたっていき，すべてが除外されたときに最後に付けるべき診断名である．間欠的な腹痛が急性腹症ではない，ということにはならないことに注意すべきである．

　小児の卵巣茎捻転は非特異的な症状で発症することが多く，強く疑わなければ診断が難しい．小児の急性腹痛の 2.7％ が卵巣茎捻転であったとの報告がある．女児の腹痛では卵巣茎捻転を鑑別診断に置いて，腹部超音波検査を施行するべきである．卵巣茎捻転では 4〜28％ で間欠的な痛みとして受診することがあり，これは捻転と解除を繰り返しているからだと考えられ，注意が必要である．4〜5 cm 以上の卵巣が描出され同部位に疼痛がある場合には，捻転の可能性があるため緊急手術の対応が可能な小児外科または婦人科への迅速なコンサルトが必要であると考えられる．小児の卵巣茎捻転は成熟奇形腫や卵巣囊胞に伴うことが多いが，非腫瘍性卵巣茎捻転の報告もあり，とくに卵巣腫瘍の既往がなくても発症することがあるため注意する．

　本症例では当初非特異的な腹痛であり，胃腸炎や便秘と考え急性腹症を疑わなかったが，採血や X 線でも症状の説明がつかず，虫垂炎を疑って腹部超音波検査を施行することで診断へと至ることができた．

転機 2 カラードプラにだまされてはいけない

　卵巣茎捻転においては早期診断の重要性と腹部超音波の有用性を示す報告が多く，捻転の有無として血流をカラードプラで評価するのが有用とされている．しかしながら，梗塞があるにもかかわらずカラードプラで血流を認めたとの報告もあるため，血流があることで捻転を否定するのは非常に危険である．捻転した卵巣でのドプラの消失は 38〜62％ であり，また正常コントロールでの卵巣でも 1/3 でのドプラが消失していたとの報告がある．カラードプラがあるから血流障害がない，ということにはならないし，血流障害があるとカラードプラが消失するわけでもない．

　卵巣茎捻転は発症から 24 時間を過ぎると卵巣の温存性が低下すると報告されているが，最近では手術時に捻転して色調が不良でも壊死しているとは限らず，極力温存するほうが望ましいと考えられるようになってきている．いずれにしても，卵

巣の茎捻転は緊急手術介入の適応があるので，疑われれば適切な施設へと搬送するべきである．

最終診断

非腫瘍性卵巣茎捻転

TIPS

● **小児の卵巣茎捻転は非特異的**

卵巣茎捻転の症状は，とくに小児においては非特異的なことも多く，鑑別に強く疑っていなければ診断できないことも多い．女児の腹痛では，卵巣茎捻転を鑑別に置き，腹部超音波検査によるスクリーニングを実施すべきである．5 cm 以上の卵巣（腫瘤があるなしにかかわらず）とそれに関連する腹痛が認められたら，カラードプラでの血流の有無に関係なしに，直ちに外科手術可能な施設にコンサルトをするべきである．

■文献
1）安野哲也，他：非同時期に両側非腫瘍性卵巣茎捻転をきたした初経前女児の1例．日小外会誌 **41**(5)：749-755，2005．
2）Spinelli C, et al: Adnexal torsion in children and adolescents: new trends to conservative surgical approach—our experience and review of literature. Gynecol Endocrinol **29**(1): 54-58, 2013.
3）Cass DL: Ovarian torsion. Semin Pediatr Surg **14**(2): 86-92, 2005.

（山本裕輝）

Case 28

11歳女児．初期診断：低身長

付随する症状に注意

症 例

診療経過

　11歳の女児．約2年前から体重と身長の伸びが悪く，同時期から食欲低下，頭痛，視力低下，多飲多尿を認めていた．疲れやすく，体育の授業は体力的についていけないことがあり，また，夜間に時々嘔吐することがあった．最近，他児と比較して明らかに身長が低く，保健の先生にも低身長を指摘され，かかりつけの小児科クリニックに受診した．低身長精査のため小児専門病院の内分泌外来に紹介された．既往歴にアトピー性皮膚炎と食物アレルギーがあり，卵など食事制限をしている．周産期歴は異常なく，家族歴に特記事項なし．両親の身長は，父175 cm，母154 cm．

　受診時，身長132.8 cm（－2.7 SD），体重21.6 kg（－2.5 SD）であった（図1）．身体所見では，意識清明で全身状態は比較的良好だったが，軽度の拍動性頭痛を認めた．特異顔貌や外表奇形はなく，神経学的異常所見も認められなかった．胸部聴診上，収縮期雑音を認めた．腹部所見は異常を認めなかった．

鑑別診断1：頭蓋内腫瘍

　視力低下や多飲多尿を伴う低身長のため，下垂体領域における腫瘍性病変を第1に疑った．十分な問診を行うと，飲水回数は多いものの少量ずつの摂取で，夜間に時々排尿のため起きるが日中学校での尿回数は他児と同程度であり，病的な多飲多尿ではなかった．初診時の身体所見では，眼球運動障害や視野の異常は認められず，また軽度の拍動性頭痛を訴えるものの意識障害や嘔気・嘔吐はなかったため，明らかな頭蓋内圧亢進はないと判断し，後日，頭部MRI検査を行う予定とした．

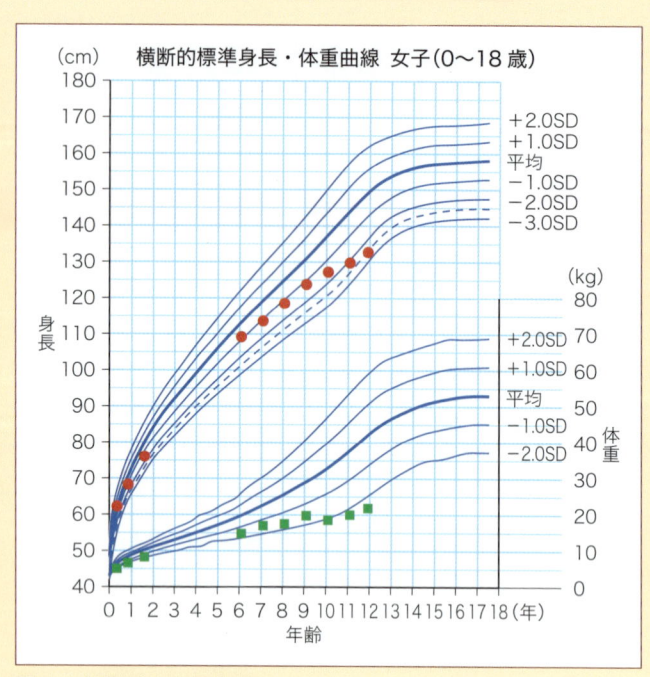

図1　本症例の成長曲線

📋 鑑別診断2：神経性食思不振症

　食欲低下と体重減少があり，嘔吐するエピソードもあったため，神経性食思不振症の可能性を考えた（転機1）．しかし，明らかな食行動の異常やボディイメージの障害はなく，身体所見上，触診ではあったが徐脈や低体温は認められなかった．バイタルサイン確認のため，血圧と脈拍数を測定したところ（転機2），血圧224/154 mmHg，脈拍数137/分と，著明な高血圧を認めた．
　拍動性頭痛，視力低下，および倦怠感や食欲低下は高血圧による症状であると考えた．また，高血圧に伴う圧利尿で多尿傾向になっていたと考えた．

📋 鑑別診断3：高血圧緊急症

　直ちに，同院の腎臓内科に紹介したところ，血液検査で腎機能障害を認め，

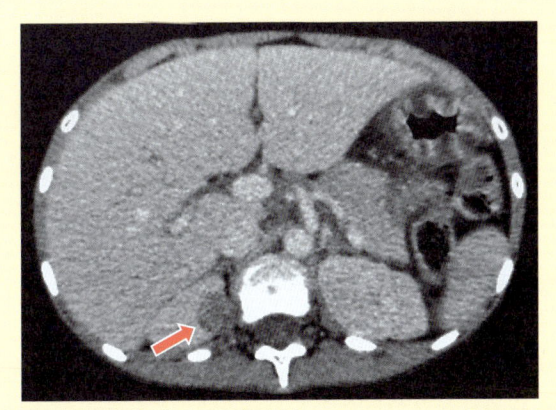

図2 腎臓内科での腹部造影CT

高血圧緊急症の診断で入院となった．また本症例は，LDH高値，血小板低値，FDP・D-ダイマー高値であり，高血圧に伴う血管内皮障害に起因する血栓性微小血管障害(thrombotic microangiopathy：TMA)をきたしている状態であった．同日に実施した腹部造影CT検査で右腎に腫瘤性病変を認め，後日レニン産生腫瘍(傍糸球体細胞腫)と診断が付いた(**図2**)．

　高血圧緊急症とは，単に血圧が異常に高いだけでの状態ではなく，血圧の高度の異常によって，脳，心，腎などの標的臓器に急性の障害が生じ，進行している病態とされる．本症例の随伴症状の多くは，高血圧緊急症が原因と考えられ，直ちに降圧治療を始めなければならない状態であった．

　高度の高血圧とともに進行する腎機能障害を悪性腎硬化症という．著しい血圧上昇が起こることで血圧の自動調節機能が破綻し，その圧負荷のため血管内皮障害が起こって血管壁はフィブリノイド壊死に陥る．その結果，糸球体血流量が低下し，傍糸球体装置からのレニン産生が亢進する．レニン産生の亢進に伴いアンジオテンシンⅡが増加し，血圧をさらに上昇させるという悪循環が形成される．また，血管内皮障害から血管内凝固が亢進し，TMAを生じる．

　本症例の傍糸球体細胞腫とは，傍糸球体装置のレニンを産生する輸入細動脈の平滑筋細胞由来と考えられている良性腫瘍である．20〜30歳代に発症し，女性にやや多いとされる．病因は不明である．治療としては腫瘍を外科的に摘出することで予後はよく，高血圧症や高アルドステロン症による低カリウム血

> 症は直ちに治癒する．本症例も外科的に腫瘍を摘出し，高血圧をはじめとする諸症状は軽快し，低身長も改善している．

教訓

転機1 鑑別診断を挙げて診察する

　本症例では，第1に頭蓋内腫瘍を含む腫瘍性疾患を鑑別診断として挙げた．2年という経過から悪性腫瘍の可能性は低いと考えられ，意識障害など緊急を要する神経学的異常所見も認められなかったことから，頭蓋内病変の精査は後日行う予定とし，外来経過観察する方針であった．しかし，そのほかの鑑別診断を考え，再度丁寧に問診と診察を行ったことが診断につながるきっかけとなった．

転機2 バイタルサインの確認を必ず行う

　最初の問診で，頭痛，倦怠感といった不定愁訴ともとれる症状を訴えていた．小学校高学年の女児では，珍しくない症状でもある．全身状態が問題なければ，さらなる検査は後日に予定され，外来経過観察となる場合もあると思われる．しかし，神経性食思不振症でみられる徐脈や低血圧などを確認するために，診察時の基本であるバイタルサイン測定を行ったことで，高血圧緊急症が判明した．最も基本的な検査によって，診断に至った症例である．

　小児の場合では，診察時に血圧測定が行われないこともしばしばある．診察時に忙しかったなどの理由で，全身状態のみで外来経過観察として血圧測定を行っていなければ，診断が遅れ，著明な高血圧による中枢神経，腎臓，心臓などさまざまな臓器に障害をきたし，さらに悪化する可能性が高い病態であった．

最終診断

高血圧緊急症，傍糸球体細胞腫

TIPS

●高血圧でも成長障害をきたす

　高血圧に伴う食欲低下，嘔吐，心機能をはじめとする多臓器の障害などにより，成長障害をきたすことが知られている．低身長の原因精査として，高血圧を念頭に置き，必ず血圧測定をするように心がけることが重要である．

■文献
1) 日本高血圧学会高血圧治療ガイドライン作成委員会：高血圧治療ガイドライン2009．日本高血圧学会，2009．
2) 木村健二郎：腎硬化症．下条文武，他（編）：腎専門医のための腎臓病学，第2版．医学書院，pp476-484, 2009．
3) 山本格：傍糸球体細胞腫．新領域別症候群シリーズ―腎臓症候群（第2版）上―その他の腎臓疾患を含めて．別冊 日本臨牀(17)：675-678, 2012．
4) Deshpande PV, et al: Hypertension: a cause of growth impairment. J Hum Hypertens **16**(5): 363-366, 2002.

（久保田　亘・石倉健司）

Case 29　12歳男児．初期診断：精巣上体炎

ドプラエコーは補助診断

症例

診療経過

　12歳の男児．朝7時起床時に左陰嚢痛を自覚したが，動くことは可能であったため通学した．しかし，昼になり痛みが強くなり，学校を早退のうえ近医を受診した．近医での検尿上，膿尿を認めず，触診所見より左急性精巣上体炎を疑われ，精査目的で15時に当院救急外来を受診した．

　患児の訴えは左陰嚢痛のみであり，左陰嚢は軽度腫大あるものの，発赤はほとんどない．左陰嚢皮膚の浮腫様変化も認めず，陰嚢のしわは良好に確認できることより，陰嚢内容の腫脹の印象であった．左陰嚢を触診しようとすると痛みを訴えながら触診を避けようとする行動あり．

　陰嚢を触診すると，精索から精巣上体にかけての位置に痛みが強く，同部に痛みを伴う軽度腫脹したものが触知される．精巣は軽度腫脹した印象であるが，患児は陰嚢上部ほど痛みを訴えない．Prehn徴候（精巣を持ち上げると疼痛が改善する所見）は認めないが，精巣挙筋反射（大腿内側を刺激すると精巣が挙上する反射）は消失している．

　以上より，急性陰嚢症としては起床時という漠然とした発症時間，痛みの進展がゆっくりであり，触診上，陰嚢上部に腫脹を触知し，同部の痛みが強いという局在性を認めることから，この時点では精巣上体炎の診断であった．

鑑別診断1：急性精巣上体炎

　痛みが持続しているにもかかわらず陰嚢腫脹が軽度であり，触診上も陰嚢上部の精巣上体が存在しうる部位の腫脹と圧痛を強く訴える．ただし，精巣上体炎としては陰嚢の炎症に伴う発赤などの所見はなく，精巣挙筋反射が消失している点は通常と所見が異なる（転機1）．

鑑別診断 2：精巣（精索）捻転

　急性陰囊症の 30〜60% を占めるとされる疾患[1]であり，急性陰囊症のうち緊急性のある病態．精巣捻転から 12 時間以内（12 時間以上であると精巣救済率は 50% 以下），できれば 6 時間以内（精巣救済率 90〜100%）に捻転解除しないと精巣の温存率が低くなっていく[2]ため，早急な確定診断と緊急手術を要する．

　本症例では痛みがあるものの陰囊の腫脹が軽度なうえ，学校に行けるぐらいの痛みが軽い点が非特異的である．ただし，精巣挙筋反射消失があり精巣捻転の可能性を否定できない．

鑑別診断 3：精巣上体垂（付属器）捻転

　精巣頭側を中心に痛みがあり，腫脹が軽度で，痛みが軽度であった点では可能性があるが，診断は難しい場合が多く，精巣上体炎・精巣捻転の除外診断になることが多い．本症例の場合，臨床所見としては考えられるが精巣挙筋反射の消失は認めず，この点が異なる．

＊

　以上の鑑別のために，超音波検査を施行した．
●超音波検査の所見
　腹部に明らかな所見なし．両側鼠径管内に特別な所見なし．左陰囊までの精索を描出しながら確認すると，陰囊内に入ったところで精巣上体と異なるものが描出され（転機2），同部で血流が途絶している像が確認された．精巣上体ははっきりと描出できず，陰囊内には液体貯留が確認され，精巣の軽度腫大を確認．左精巣内には血流が明確に確認できず，あらためて精巣の頭側を確認すると精索のねじれた部位（coiling）が確認（図1）され，来院後 1 時間で精巣捻転と診断され，緊急手術が予定された．発症から診断まで 9 時間経過していた．
●術中所見および術後経過
　手術所見では精巣は 540°反時計回りに捻転していたが，精巣捻転解除を行ったところ色調改善が良好であったため精巣温存を行った．術後 1 年経過して明確な精巣萎縮はなく，精巣は温存され，術中所見と合わせると精巣が捻転

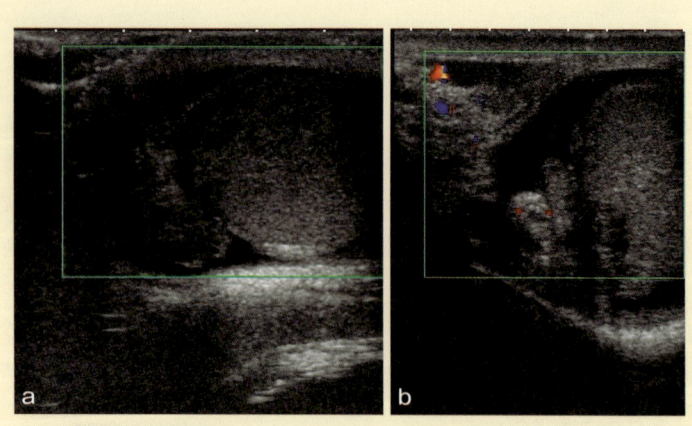

図1 精索の coiling
a：超音波で精巣の頭側に腫脹した組織が確認できる．
b：精索のねじれも確認できるが，ドプラ像では血流が精索から coiling 部までしか確認できない．

したり解除されたりしながら経過したため，痛みが軽度で腫脹などの症状が弱かった可能性が示唆された．

教訓

転機1　しっかりと身体所見を確認する

　急性陰囊症をみると，どうしても精巣捻転を鑑別することを優先するばかりに，すぐに超音波検査を行いがちであるが，これが落とし穴になることがある．精巣捻転の超音波検査による正診率は 90% 程度[3]であるとされ，精巣内の血流で判断を行うと捻転し血流低下した状態を見落とすことになる．精巣捻転では精巣挙筋反射はほぼ 100% 消失することが示されており，しっかりと身体所見を確認することが大事である．有名ではあるが，Prehn 徴候は陽性率 40% 以下であり，参考程度である．

転機2　超音波検査では必ず下腹部・鼠径部から陰囊の順で確認するべきである

　急性陰囊症では陰囊に所見があるため患部から超音波検査を行いたくなるが，陰囊は患児にとって最も痛い部位であり，超音波検査なんてしてくれるなというほど

痛いはずであるため，可能な限り陰嚢にプローブを当てることを回避すべきである．また，陰嚢内への内容物の下降・腹部炎症の波及の可能性もあり，痛みの強い陰嚢からでなく鼠径管部から精索を観察することで，精索の血流を含めた状態を確認でき，今回のように精索の coiling を確認し，陰嚢を診察する前に捻転の診断が付く可能性がある．急性陰嚢症の超音波検査は陰嚢内容だけをみるものではなく，下腹部・鼠径部から精索を確認することが重要であり，ドプラエコーによる精巣の血流は補助診断である．

最終診断

精巣（精索）捻転
ただし，捻転の程度は発症後変化した可能性が高い

TIPS

●精巣捻転の診断

急性陰嚢症をみたときに，精巣捻転をまず疑うことは間違いでないが，その診察・検査で精巣から行うと，腫脹と血流低下の所見しか確認できない．血流途絶している場合以外，精巣捻転の診断は難しい．また，捻転するのは精索であり，精巣のみならず精巣上体も血流が低下し，その頭側に精索の coiling が確認されることを理解する必要がある．

■文献
1) Knight PJ, et al：The diagnosis and treatment of acute scrotum in children and adolescents. Ann Surg **200**(5)：664-673, 1984.
2) Ringdahl E, et al: Testicular torsion. Am Fam Physician **74**(10)：1739-1743, 2006.
3) Baker LA, et al: An analysis of clinical outcomes using color doppler testicular ultrasound for testicular torsion. Pediatrics **105**(3 pt 1)：604-607, 2000.

（佐藤裕之）

Case 30　血便・下痢＝感染性腸炎？

13歳男子．初期診断：感染性腸炎

症例

診療経過

　13歳の男子．生来健康で，1日1回の規則的な排便がみられていた．1か月前にとくに誘因なく軟便になった．そのほかの随伴症状はなかったため，自宅で様子をみていたが1週間経っても改善せず，徐々に腹痛を伴う泥状便が1日に数回みられるようになった．症状が持続するため，A小児科診療所を受診．胃腸炎と診断して，整腸薬を処方し帰宅とした．当日夜から整腸薬の内服を開始したが，症状はなかなか改善せず，泥状便の回数は1日7〜8回に増加した．便には時々鮮血が混ざることがあり，排便後もすっきり感がなかった．

　最初の受診から2週間後に同診療所を再診した（転機1）．受診時の全身状態は比較的良好であったが，便潜血3+であり，細菌性腸炎の疑いと診断し，採血・便培養検査を提出しホスホマイシン内服を追加処方した．ホスホマイシン・整腸薬の内服を開始後も，症状は改善なくむしろさらに増悪し，血性水様便が1日に10回程度みられるようになった．固形物の摂取は排便誘発のため困難となり，この頃から夜間入眠中にも便意で覚醒し，トイレに駆け込むようにして排便する，といった症状もみられるようになった．経口摂取量・睡眠時間の減少のためか体力低下，易疲労感を強く自覚していた（転機2）．

　1週間後の再診時にも症状は改善しておらず，体重も平常時より約3kg減少していた．全身状態は明らかに増悪した印象であった．体熱感を訴えたため体温を測定すると37.5℃の微熱があり，本人に問うと「測定はしていなかったが，ずっと熱っぽい感じはしていた」と訴えた．前回受診時の血液検査ではWBC 12,000/μLと増加，CRP値は3.5 mg/dLに上昇していた．また，便培養は陰性であった．

📋 **鑑別診断1：感染性腸炎**

下痢・血便＝感染性腸炎との認識があり，2回目の受診時にホスホマイシンを開始したが，症状はむしろ増悪していた．

　腸管出血性大腸炎，カンピロバクター腸炎は血便・腹痛・下痢を生じる感染性腸炎であり，初発症状から鑑別を要する疾患の1つである．しかし，便培養が陰性であり，ホスホマイシンが奏効していないこと，通常は2週間程度の経過で自然軽快することなどから，合致しないと判断した．

　サルモネラ腸炎も嘔吐・腹痛・下痢を呈し，重症例では血便を呈する疾患であるが，急性腸炎であり，徐々に症状増悪を認め，便培養陰性である本症例とは一致しない．

　サイトメガロウイルス腸炎は比較的まれであるが，主に幼少期の不顕性感染後に免疫抑制状態を契機に再活性化することによるとされる．腹痛・下痢のほか，血便を呈する症例もあり，臨床症状は本症例とも合致する部分があるが，詳細な鑑別は血液検査でのC7-HRP陰性確認や内視鏡像の評価が必要であり，専門施設受診が必要なものであった．

鑑別診断2：炎症性腸疾患

　慢性的な経過をたどる血便・下痢として，炎症性腸疾患を鑑別に挙げた．従来は若年成人での発症が多いとされてきたが，近年はわが国でも小児での発症が急激に増加している疾患である．炎症性腸疾患は潰瘍性大腸炎，クローン病に代表され，いずれも消化管に難治性，再発性の潰瘍性病変を呈する原因不明の慢性炎症性疾患である．潰瘍性大腸炎は基本的に大腸粘膜に限局した病変で直腸から連続性，全周性にびらん，潰瘍を形成するびまん性非特異性炎症で，主に血便（典型的には多量の鮮血便），下痢，腹痛，発熱などを生じる．一方で，クローン病は主として口腔から肛門までの全消化管に非連続性の慢性肉芽腫性炎症を生じる炎症性疾患とされ，腹痛，体重減少，下痢などが遷延し，血便はしばしば認められるものの顕著ではない症例も多い．

　本症例では臨床症状・経過から潰瘍性大腸炎の可能性が高く，診断確定のために専門施設での消化管内視鏡検査が有用と考えた．

　専門医療施設への紹介前に診断のためにできることを考え，さらに鑑別診断について検討を行った．

鑑別診断3：消化管アレルギー

消化管アレルギーは下痢・血便を呈することのある疾患であるが，通常は乳幼児での発症が多く，食物摂取との関連が示唆される病歴があるなど，本症例とは一致しない点が多い．また，固形物の摂取を中止してからも症状の軽快が得られなかったことも本疾患の症状として矛盾する．さらに消化管内視鏡での内視鏡所見，病理組織所見で鑑別が可能と考えた．

鑑別診断4：腸管ベーチェット病

ベーチェット病は多臓器を侵す難治性慢性疾患であり，口腔粘膜のアフタ性潰瘍，皮膚症状，ぶどう膜炎，外陰部潰瘍を主症状とし，急性炎症の増悪を繰り返すことが知られている．腸管ベーチェット病は回盲部から盲腸に好発し，アフタ性病変が多発することが知られている．診断基準を満たさない不全型が多く，小児では反復する高熱を認める症例が多いが炎症性腸疾患との鑑別はしばしば困難であり，やはり消化管内視鏡検査での評価が必要と判断した．

専門医療施設を受診させ，診断・加療目的に入院となった（転機3）．入院後は速やかに上部・下部消化管内視鏡検査を実施された．

上部消化管内視鏡検査では明らかな異常所見はなく，下部消化管内視鏡検査では盲腸から直腸まで広範に血管透見像消失・顆粒状粘膜・易出血性・潰瘍形成・粘液付着を認め，正常粘膜はみられなかった．病理組織学的にも粘膜内のびまん性炎症性細胞浸潤，陰窩膿瘍，杯細胞減少などの非特異性炎症所見を認めた．また，入院時の血液検査ではWBC 15,000/μL，炎症反応はCRP 5.0 mg/dL，ESR（赤血球沈降速度）40 mm/時とさらに亢進しており，これらから潰瘍性大腸炎（全大腸炎型）と診断した．

教訓

転機1 ２週間以上持続する下痢に注意

　小児科領域において下痢は最もありふれた主訴の１つである．ただし，２週間以上持続する，いわゆる慢性下痢症となるとその頻度は急激に低下する．とくに本症例のように３週間の経過で症状の改善がみられず，徐々に症状が増悪（便回数の増加，血便の合併）する場合には，お腹のかぜ（ウイルス性胃腸炎）としての対応で症状軽快を望むことは困難である．

　また，血便を伴う下痢症の場合，感染性腸炎を想起しがちだが，不用意な抗菌薬内服は腸管内の正常細菌叢を破壊し，下痢症状を増悪させる可能性がある．耐性乳酸菌製剤の投与を併用しても，消化管症状を有する状態では正常細菌叢の維持は非常に困難である．投与にあたっては慎重な適応の評価と，適切な再診（短期間で再診し，症状改善がなければ中止を検討できるようにしておく）の設定が望ましい．

転機2 急激に増悪する消化管症状には腸管安静の考慮が必要

　加療への反応の乏しい消化管症状が持続し，さらに増悪する場合には，疾患を問わず腸管安静が必要となる症例が多い．症状改善・診断確定のめどが立たず，全身状態の増悪を伴う場合には無理に自宅加療を勧めず，入院での腸管安静を考慮することも必要である．

転機3 鑑別診断の列挙と検討

　改善しない症状に対しては，臨床経過と手持ちの検査結果をもとに鑑別診断を挙げ，それぞれについて検討を行う必要がある．これにより専門医療施設での消化管内視鏡検査が必要との判断に至り，紹介が可能となる．

最終診断

潰瘍性大腸炎（全大腸炎型）

TIPS

●慢性下痢症が増悪傾向なら原因検索を
　下痢症状が2週間以上の経過をたどり，症状増悪を伴う場合の自然軽快は難しい．原因検索を行い加療を進める．

●血便・下痢≠感染性腸炎
　血便・下痢を呈する疾患は多彩であり，抗菌薬内服は慎重に適応を判断する必要がある．

■文献
1）友政剛，他：小児・思春期のIBD診療マニュアル．診断と治療社，2013．＜IBDについて小児症例に特徴的な症状，合併症，治療などについて詳しく記載した1冊＞
2）日本小児栄養消化器肝臓学会：小児栄養消化器肝臓病学．診断と治療社，2014．＜小児消化器領域について一般小児科医を対象にわかりやすく網羅した1冊＞

　　　　　　　　　　　　　　　　　　　　　　　　　　　　　　（立花奈緒・村越孝次）

---

column 9　昨日の体重を今日量ることはできない

　嘔吐と下痢がある乳児が受診したので，経口補液の方法を教えて，「脱水の程度が心配だから明日も受診してください」と説明しました．翌日の再診時に母親は「昨日から全然飲めていないのでとても心配」と訴えました．診察所見としては笑顔もあって機嫌もよく，腹部触診でも異常を認めず，昨日より改善傾向と思えるのですが「どうしても心配だから点滴をしてほしい」と母親が懇願します．母親の心配が解消できるならと点滴をしようとしたのですが，なかなか針が入らず結局は点滴しないで帰すことになりました．

　昨日の体重さえ量っておけば，今日の体重との比較で体重増加量を示すことができて，「ちゃんと飲めていますよ」と自信をもって説明して，点滴をしようなどと考えずにすんだはず．嘔吐，下痢がある児では，きっと昨日の体重が知りたくなります．

　　　　　　　　　　　　　　　　　　　　　　　　　　　　　　　　　　（崎山　弘）

13歳男子．初期診断：摂食障害

Case 31 経過の長い症例で確認すること

症　例

診療経過

　13歳の男子．半年前からの食欲減退，摂取量の低下を主訴にA診療所を受診した．半年間で8kgの体重減少・食事摂取量の著明な低下を認め，摂食障害の診断で自宅休養を勧められた．摂食障害の原因は，中学入学後より始まった友人からのいじめと考えられた．

鑑別診断1：摂食障害

　自宅休養でも食欲の改善はみられず，食事摂取量の低下は進むばかりであった．摂取量低下に加え，徐々に「学校には怖くていけない」「死にたい」と訴えるようになり，精神的にも不安定な様子となった．自宅休養による改善が難しいため，B病院精神科に入院し栄養・精神面での改善を図る方針となった．入院後も不穏な様子は続き，体重も一向に増加に転じる様子はなかった．経口摂取が進まないため，経管栄養を開始し栄養状態の改善を図った．不穏な様子が強くなったため，経管栄養の調整に加えて向精神薬の投与や調整が開始された．入院からしばらくたったある日，突然の発熱および意識障害が出現した．誤嚥性肺炎などが疑われ，身体疾患の検索目的にC病院に転院となった（**転機1**）．

鑑別診断2：摂食障害，嚥下機能低下，誤嚥性肺炎

　C病院に転院時，著明なるい瘦に加え，発熱，SpO_2低下，意識障害を認めた．意識障害の鑑別として敗血症性ショックや中枢神経病変などを考えた．これらの鑑別疾患を念頭に置き，問診をとると，摂食障害や性格変化のほかに，同時期より多飲多尿・成長率の低下がみられること（**図1**）が判明した（**転機2**）．

166 第2章 ケースブック

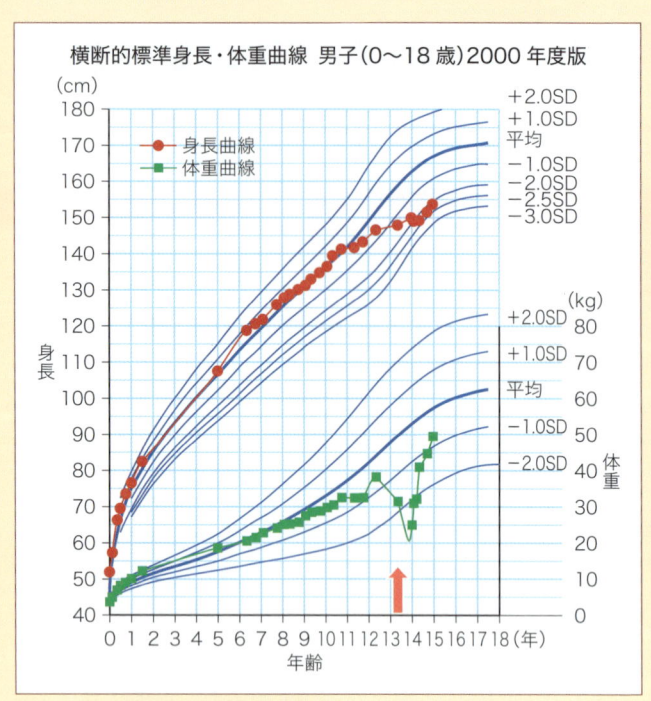

横断的標準身長・体重曲線 男子(0〜18歳)2000年度版

図1 本症例における成長曲線
矢印はA診療所初診時を表す．

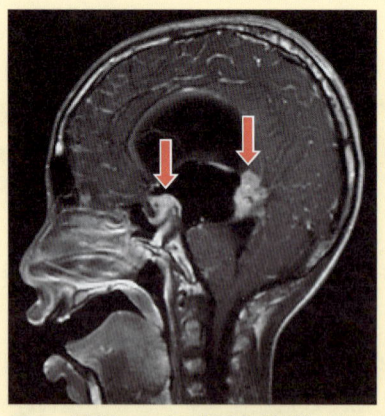

図2 頭部MRI(C病院転院時)
T1強調画像．鞍上部・松果体部に腫瘍を認める(矢印)．

これらを一元的に説明する原因として，中枢性病変が疑われた．

鑑別診断3：脳腫瘍，中枢性尿崩症，下垂体機能低下症

精査目的で撮影された頭部CTで水頭症を認め，頭部MRIでは鞍上部・松果体部の腫瘍，腫瘍に伴う水頭症(図2)を認めた．入院同日に緊急脳室ドレナージ術・腫瘍生検が行われた．病理組織診断でhCG産生性胚細胞腫瘍と診断された．全身状態が安定した後に負荷試験を行い，複合型下垂体機能低下症（成長ホルモン・副腎皮質刺激ホルモン・甲状腺刺激ホルモン・性腺刺激ホルモン分泌不全）および1日3,000 mL/m^{2}を超える尿量の持続から中枢性尿崩症と診断した．

摂食不良や倦怠感は成長ホルモン，副腎皮質刺激ホルモン，甲状腺刺激ホルモンの分泌低下による症状，多飲多尿は後葉機能低下による尿崩症の症状であったと考えられる．

教訓

転機1 身体疾患の可能性を考える

小児科外来に，環境の変化に伴って食べられなくなったという主訴の子どもが訪れることはまれではない．大半の症例は，心理的な要因を背景としており，環境の調整や時間経過で回復がみられることが多い．しかし，一部には，本症例のように脳腫瘍など身体疾患が原因である症例も存在する．精神的要素が原因と疑われる症例であっても，まずは身体疾患がないかを考える習慣が必要である．

転機2 経過の長い症例では，成長発達や生活上の習慣の変化を確認する

本症例では，経過を詳細に振り返ると，食事摂取量の低下が出現した頃と前後して，夜中にトイレに起きるなど以前にはみられなかった多飲多尿を認めていたことがわかった．成長曲線の検討でも，同時期に一致して成長率の低下・体重減少がみられていた．腫瘍により下垂体が圧迫され，中枢性尿崩症，下垂体機能低下症（成長ホルモン・副腎皮質刺激ホルモン・甲状腺刺激ホルモン分泌不全）をきたしていたと考えられる．本症例のように小児の鞍上部腫瘍では，下垂体前葉機能低下症を

きたし，成長ホルモンや甲状腺刺激ホルモン分泌不全に起因する成長障害を生じることがある．成長率の低下や発達の退行，多飲多尿などが合併している場合には注意が必要である．経過の長い症例では，上記のような，一見主訴とは関連しない症状や習慣の変化などが診断への手がかりを与えてくれることがある．成長発達に変化がないか，日常生活で何か変わったことがないかを，本人や家族に詳細に確認することが有用である．

最終診断

鞍上部・松果体部胚細胞腫瘍，水頭症，下垂体機能低下症，中枢性尿崩症

TIPS

●脳腫瘍による症状は，早朝の頭痛や嘔吐などの典型的な症状だけではない

この症例では，早朝の頭痛や嘔吐など脳腫瘍に典型的な症状の訴えはなく，摂食障害という非典型的な症状が中心であったために診断までに時間を要した．しかし，成長曲線を見返すと，体重増加不良と身長の伸びの鈍化はほぼ同時期からみられていた．脳腫瘍が呈しうる症状としては，頭痛・嘔吐・多飲多尿のほかに，けいれんや急激な視力低下，成長率の低下，思春期早発，男児における女性化，易疲労感，性格変化など実にさまざまな症状が挙げられる．脳腫瘍は，典型的な症状を必ずしも呈さないことを心にとめておく必要がある．

■文献
1) 長谷川行洋：はじめて学ぶ小児内分泌．pp3-21, 診断と治療社，2011. ＜症例に基づきながら日常診療で出合う内分泌疾患について解説がされている＞
2) Taylor M: Hypothalamic-pituitary lesions in pediatric patients: endocrine symptoms often precede neuro-ophthalmic presenting symptoms. J Pediatr **161**(5): 855-863, 2012. ＜小児の視床下部・鞍上部腫瘍176症例について，診断時までにみられた内分泌学的症状を検討したもの＞
3) Philip L: Presentation of childhood CNS tumors: a systematic review and meta-analysis. Lancet Oncol **8**(8): 685-695, 2007. ＜小児でみられる中枢神経系腫瘍の症状について74文献をまとめた検討＞

（島田　綾・長谷川行洋）

Case 32　13歳女子．初期診断：便秘症

便秘は誰が困るのか

症例

診療経過

　13歳（中学1年生）の女子．幼児期から便秘傾向あり排便は3日に1度であった．中学1年の夏に炎天下でバスケットボール部の練習があり，排便は週に1度となった．本人は「お腹は減るが，便が出ていないのでお腹が張って食べられない」という．腹痛はないが母親が便秘を心配して，その後9月初めにA医院を受診，便秘症の診断で酸化マグネシウム（1 g/日）を処方され，「1週間排便がないときは浣腸をするように」と指示された．10月になっても便秘は改善せず週1回の浣腸を要するため，当院を受診した．

　診察で腹部は平坦，圧痛は認めず，硬便を下行～上行結腸に触知した．浣腸にてブリストル排便スケール[*1]でタイプ2の硬便が中等量排出された．

鑑別診断1：便秘症

　本人は「浣腸した日は腹部膨満感がなく食事は普通に食べられる」といい，母親も「私も便秘症で高校時代は毎週浣腸していた」と浣腸と酸化マグネシウムの増量を希望した．体型はもともとやせ型で，4月の時点で身長147 cm，体重38 kg（標準体重の91％），受診時は腹部膨満感による摂取量減少あるも身長149 cm，35 kg（標準体重の82％）で初経は未初来だった．

　念のために問診にて意図的なダイエットを確認するが本人は否定し，母親は「隠れて嘔吐している様子はないが，人に比べて寒がり，以前より疲れやすくなった」という．血圧108/78 mmHg，心拍数55/分，体温35.8℃，皮膚は乾燥，Hb 14.2 g/dL，Alb 4.9 g/dL と基準範囲内だが，甲状腺機能検査では，

[*1] 硬くてコロコロの兎糞状の便（タイプ1）から，水様便（タイプ7）までの7段階に分けられる．タイプ4が普通便．

TSH 0.9 μU/mL，FT$_3$＜0.3 pg/mL と甲状腺機能低下を認めたため（転機1），甲状腺ホルモン薬の投与を開始し，酸化マグネシウムも増量，モサプリドクエン酸塩も追加した．

> 📋 **鑑別診断 2：甲状腺機能低下症**
>
> 　1か月後の再診では，やや軟便を毎日排出していた．しかし，本人は「便が出ないとお腹が張って食べられない」と朝晩トイレにこもるという．倦怠感は消失したが，食事摂取量はさらに減少し体重は34 kgとなっていた．再度，意図的なダイエットについて聴取するが，本人は「便が出ないから食べられないだけだ」という．診察では腹部はやや陥没，触診上の便塊は少量，心拍数48/分，体温35.8℃であった．消化器系の疾患，または摂食障害の可能性から，B総合病院に紹介とした．
> ● B総合病院の消化器科での経過
> 　上部消化管造影，上部・下部内視鏡検査を施行したが異常を認めず．内視鏡検査の前処置により便もすべて排出されたが，「食べると気持ち悪くなる」といい，摂取量は少ないままで週に0.5 kgずつ体重が減少し33 kgとなったため心療内科に紹介された．
> ● 心療内科での経過
> 　心理社会的な背景を聴取したところ，学業成績はもともと平均的であったが，中学になってからトップクラスに上昇したこと，バスケットボール部でも1年生からレギュラーと常に頑張り，適度に休むペースがつかめない生活を送っていたことが明らかとなった（転機2）．さらに夏休み頃からダイエットのために食事制限をしていたが，母親には「便秘のために食べられない」といい，母親も自身と同じ体質だと思い込み，便秘の治療を希望していた．

教訓

転機1 検査結果に対する治療になっていないか？
　皮膚の乾燥，徐脈，低体温があり甲状腺機能検査でもFT$_3$の低下を認めたため，甲状腺ホルモン薬が投与された．しかしこれはやせによる二次的な甲状腺低下であ

表1 やせ状態での見かけ上の正常値

検査項目	検査結果	再栄養後の推移
ヘモグロビン(Hb)	正常〜高値	血液濃縮により高値(13.5〜15 g/dL)を示すことも多い．再栄養の開始により希釈性に貧血(10 g/dL以下)が顕在化する
アルブミン(Alb)	正常〜高値	血液濃縮により高値(4〜5.5 g/dL)を示すことも多い．再栄養の開始により希釈されると同時に，アルブミンの利用再開により急激に低アルブミン血症，全身浮腫をきたす
総コレステロール	正常〜高値	低T_3症候群ではコレステロールが利用されず蓄積される
P, K, Mg	正常	再栄養の開始により利用再開により急激に低下し，再栄養症候群をきたすため補充を要する
AST, ALT	正常	標準体重の65%程度までは代償機能により正常を示す．60%以下で一気に異常値(400 IU/L以上)を示す
CK	正常	筋肉量の減少に伴い低値となるはずだが，活動量の増加により正常上限を示すことが多い．急性脱水や過活動で容易に400 IU/L以上となる

り，本能的に消費カロリーを節約した結果であって，甲状腺ホルモン薬の投与は体重減少を加速させるために逆効果となった．同様に二次性の無月経に対してカウフマン療法(無月経や初経未発来の検査や治療として，婦人科などで女性ホルモン薬の内服により行われる)を行うなど検査結果に対する治療にならないように留意が必要である．

転機2 隠されたやせ願望を見逃すな

　小児の摂食障害は治療開始が遅れることが多い．やせ願望がはっきりとある患者や親が摂食障害を疑って受診させた場合には，見落とすことがないだろう．しかし，本例のように便秘や食後の嘔気を理由に「食べられない」とやせ願望を隠している場合がある．本人は便秘で困っていたわけではなく，母親が便秘で食事量が減っていることを心配して受診させ，母親が便秘の治療を希望し，難治のために便秘をきたす疾患として甲状腺機能低下症の治療を行ってしまった．本人は当初，医療機関を受診することは意図しておらず，受診後も巧みにやせ願望を隠していた．問診により意図的なダイエットや過活動，自己誘発嘔吐がなくても，鑑別診断から外さずに経過をみる必要がある．

最終診断

神経性やせ症（神経性食思不振症）

TIPS

●体重減少時の検査値

やせていく過程では多くの場合，慢性的な脱水による血液の濃縮が起こるため，血液検査ではHbやAlbは正常または高値を示すことが多い（**表1**）．やせてはいるが，貧血や低アルブミン血症がないので異常なしと解釈しないようにしたい．

■文献
1) 日本小児心身医学会摂食障害ワーキンググループ（編）：一般小児科医のための摂食障害ガイドライン．子どもの心とからだ **23**(4)：445-476, 2015.
2) 宮本信也, 他（編）：子供の身体表現性障害と摂食障害．中山書店, 2010.

（深井善光）

14歳男子．初期診断：顔面打撲

Case 33

嘔気の原因は？

症例

診療経過

　14歳の男子．体育の授業中に跳躍した際，自分の膝で左眼球付近を打撲した．意識消失はなかったが，鼻出血を認め，また断続的に数回嘔吐したためA診療所を受診した．診察上，視力に問題はなさそうであったが，嘔気と嘔吐に関する精査目的にB小児医療センターに紹介となった．

　B小児医療センター救急外来での診察では，目を閉じて横になっている状態では受け答えはしっかりしており，バイタルサインに異常を認めなかった．眼球運動は左眼の下転制限，外転制限，内転時の疼痛を認めた．

　以上のような身体所見から，救急担当医は眼窩骨折を疑いCTを撮影，同時に眼科と形成外科にコンサルトを行った．眼科診察では前眼部・眼底に異常を認めなかった．CTでは冠状断で左眼窩底に骨折線が存在したが，軟部組織の逸脱はほとんど認めなかった．篩骨洞にわずかに突出する軟部組織陰影を認めたが，同スライスに明らかな骨折線は認めなかった（図1，転機1）．また，頭蓋内にはとくに異常所見を認めなかった．したがって形成外科診察では左眼窩底骨折と診断されたが，眼球運動制限は外眼筋の絞扼によるものではなく，打撲による一時的な腫脹のためであり，緊急手術の適応はないと判断された．

> 📋 **鑑別診断1：左眼窩底骨折**

　しかしながら，B小児医療センター到着後も眼科診察の際に1回嘔吐を認め，嘔気の訴えも強かったため，症状の経過観察目的に総合診療科に入院することとなった．この時点では嘔気・嘔吐の原因は眼窩周囲を強くぶつけたことによる脳振盪の症状か，眼窩内の軟部組織の腫脹に伴って生じたものと考えられていた．

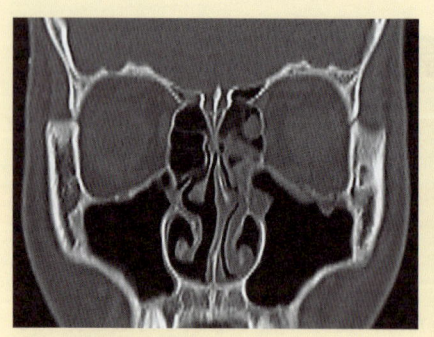

図1　術前CT所見
左篩骨洞内に小さな円形の腫瘤影を認めるが、骨折は明らかとはいえない．

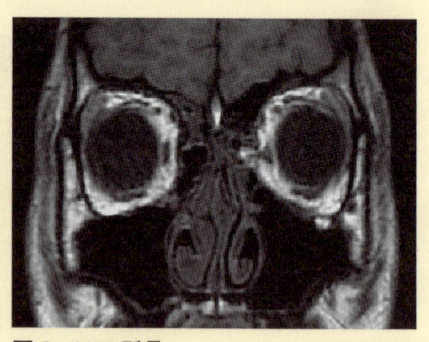

図2　MRI所見
左内側直筋の変形が明らかである．外眼筋の評価にはCTよりもMRIが有効であることが多い．

鑑別診断2：脳振盪

　入院翌日，眼球の下転制限は改善したが，外転制限と内転時の疼痛は残存していた．また，嘔気も残存していたため，入院を継続して補液を行いながらさらに経過観察を継続する方針となった．

　入院翌々日の時点でも外転制限は残存した．診察した形成外科医師の判断で，CTで篩骨洞に突出していた軟部組織陰影が内側直筋である可能性が再び考えられ（転機2），緊急でMRIが撮影された．MRIでは，CTでごくわずかに突出していた軟部組織のなかで，明らかに変形した内側直筋が確認された（図2）．内側直筋の嵌頓を伴う眼窩内側壁骨折であり，外科的治療の対象と判断され，同日全身麻酔下に緊急手術が施行された．

鑑別診断3：左眼窩内側壁骨折

　手術では直径3mm程度の眼窩内側壁の骨欠損部に内側直筋が嵌頓していることが確認され，これを整復したところ，forced duction test（鑷子などで他動的に眼球を動かす検査）の所見が明らかに改善した（図3，4）．その後，臨床的にも眼球運動制限は消失し，嘔気も術後すぐに軽快し全身状態の改善を認めたため，術後3日で退院となった．

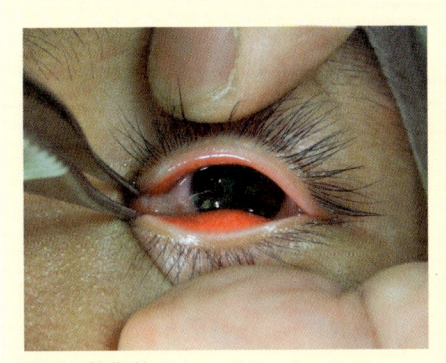

Case 33 嘔気の原因は？ 175

図3 整復前の forced duction test
眼球の外転制限は高度であった．

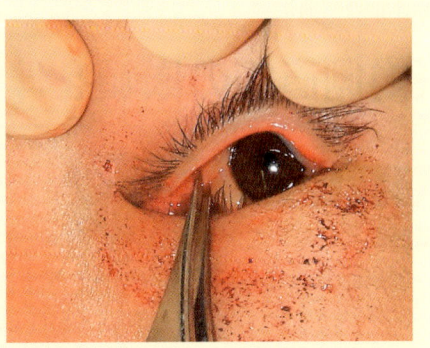

図4 整復後の forced duction test
明らかに外転制限が消失した．

教訓

転機1 画像検査の所見は過大評価も過小評価もしない

　眼窩骨折の診断にあたり，とくに若年者に多い trap door 型骨折では軟部組織の状態がCTで過小評価されやすい[1]ということが指摘されている．本症例においても，CT画像から内側直筋の嵌頓を評価することは困難であった．しかしながら，篩骨洞内に突出する軟部組織陰影が認められていたことは事実であり，このことをもう少し意識しながら経過観察していれば，あと半日程度は早く診断を付けることができたかもしれない．画像検査に限らないことであるが，自分の推論に合わない"外れ値"のデータに関する疑念を切り捨てることなく，記憶にとどめる（もちろんカルテに記載することが望ましい）ことで，後に診断・評価のやり直しに迫られた際に役立つ可能性がある．

転機2 判断に迷った場合は繰り返し臨床所見を評価する

　とくに小児の顔面骨骨折においては，問診の困難さや各種画像検査の困難さに加え，身体所見の再現性が低い場合もあり，手術の適応の判断に迷うことも多い．それでもやはり治療適応は画像所見のみならず身体所見に立脚して判断されるべきであり，繰り返し身体所見をとることによって，「ばらつきはあるがそれでもいつも存在する所見」（本症例では眼球運動制限の方向と程度）を見極めることが可能となる．

最終診断

（内側直筋の嵌頓を伴った）眼窩内側壁骨折

TIPS

●外眼筋の絞扼を伴う眼窩骨折では嘔気・嘔吐を呈することが多い

　本症例でB小児医療センターに紹介されるきっかけとなった嘔気・嘔吐の症状であるが，外眼筋の絞扼を伴うwhite-eyed blowout fracture(trap door型骨折と同義の文脈で用いられることが多い)では，打ち抜き型骨折と比べて嘔気・嘔吐の症状を呈する頻度が高い[2]とされている．嘔気・嘔吐の症状のみで骨折型を判断できるような強い相関ではないが，臨床的に明らかな眼球運動制限がみられ，さらに嘔気・嘔吐を呈している場合には，眼窩骨折のなかでも比較的緊急度の高い骨折であると考え，専門機関への搬送が望ましいと考える．

■文献

1) Parbhu KC, et al: Underestimation of soft tissue entrapment by computed tomography in orbital floor fractures in the pediatric population. Ophthalmology **115**(9): 1620-1625, 2008. 〈後ろ向き観察研究を行い，小児眼窩底骨折ではCTのレポートで絞扼が過小評価されていることが多いことを示した〉
2) Lane K, et al: Evaluation and management of pediatric orbital fractures in a primary care setting. Orbit **26**(3): 183-191, 2007. 〈眼球運動制限・複視・嘔気や嘔吐がみられ，white-eyed blowout fractureが疑われた際には速やかに専門医療機関へ紹介するべきである〉

（玉田一敬）

Case 34・35 目に見えなくてもそこにある

14歳女子，15歳男子．初期診断：魚骨を飲んだ

症例

Case34 のどに骨は見えないのに痛くて水も飲めない！

診療経過

　14歳の女子，夕食に鯛の煮付けを食べ，硬い骨を一緒に飲み込んでしまった．のどが痛くなったので何度もご飯を丸飲みしたが，痛みが強くなったためA耳鼻咽喉科クリニックを受診．喉頭ファイバースコープで観察するも，咽頭，喉頭に魚骨は見えず．1日経過をみたが，つばも飲み込めないほど咽頭痛が悪化したため，当院耳鼻咽喉科を受診した．

　喉頭ファイバースコープを実施するが，咽頭喉頭には魚骨は認めず．消化器内科にコンサルトし，胃食道内視鏡を施行するも魚骨は認めなかったが，嚥下時痛が悪化するためCTを施行した(転機)．CTでは食道粘膜下に魚骨を認めた(図1)．

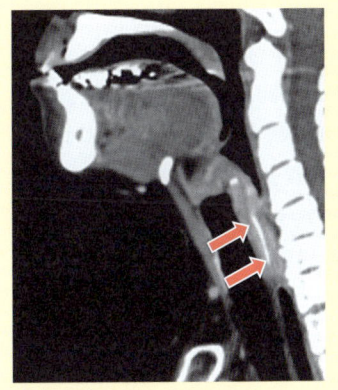

図1　CT所見
頸部食道粘膜下に2cm超の魚骨を認めた(矢印)．

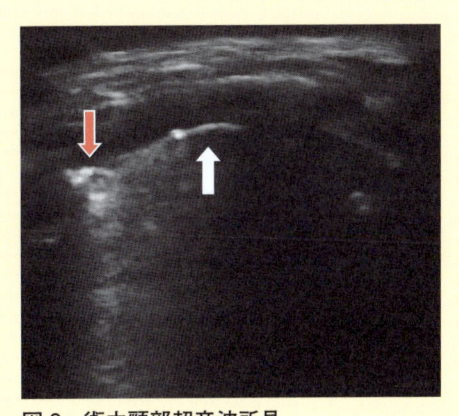

図2　術中頸部超音波所見
色矢印：鉗子，白矢印：魚骨．術中頸部超音波で鉗子と魚骨の位置を確認しながら魚骨の位置を同定し，魚骨を摘出した．

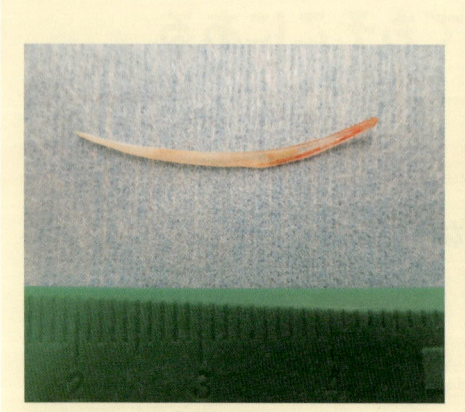

図3　Case 34の摘出標本
長さ25 mmの魚骨.

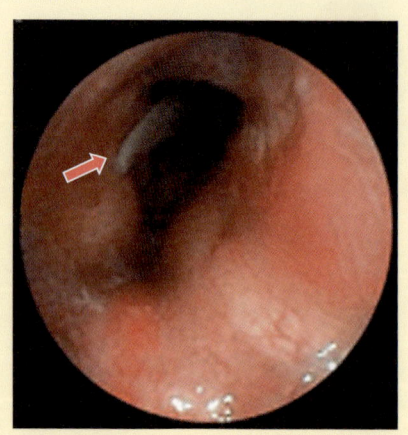

図4　喉頭ファイバー所見
声門下から魚骨が突出している.

　粘膜下食道異物の診断で全身麻酔下に異物摘出術を施行した．硬性食道鏡で食道を観察するも，魚骨の位置がわからないため，頸部超音波を併用しながら魚骨の位置を確認（**図2**），異物を摘出した（**図3**）．

Case35 のどに骨は見えないのに声が出ない！

診療経過

　15歳の男子．夕食に鯛のあら煮を食べ，骨ごと丸飲みしてしまった．のどが痛くなったので何度も吐き出そうとしたが，痛みが強くなり声も出にくくなったためB小児科クリニックを受診．咽頭には視診上異物は認めないが，嗄声が著明なため（転機），当院耳鼻咽喉科受診となった．

　喉頭ファイバースコープを施行，声門下に魚骨異物を認めた（**図4**）．頸部側面単純X線写真でも声門下に魚骨を認めた（**図5**）．

　全身麻酔下に声門下の魚骨を摘出した．気管挿管は魚骨異物を気管内に落としてしまう可能性が高いため困難であり，静脈麻酔後，喉頭鏡をかけ，鉗子で摘出した．魚骨は三角形であり，2つの角が気管に刺さっているような状態であった．摘出標本を**図6**に示す．

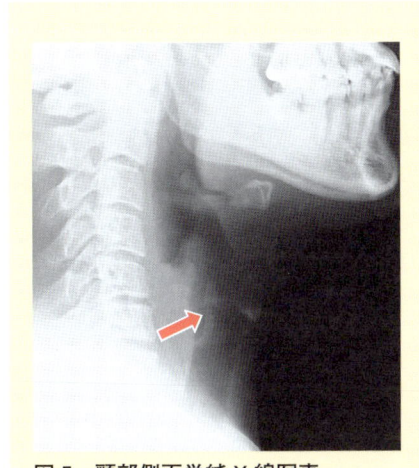

図5 頸部側面単純X線写真
声門下に三角形の魚骨が観察できる．

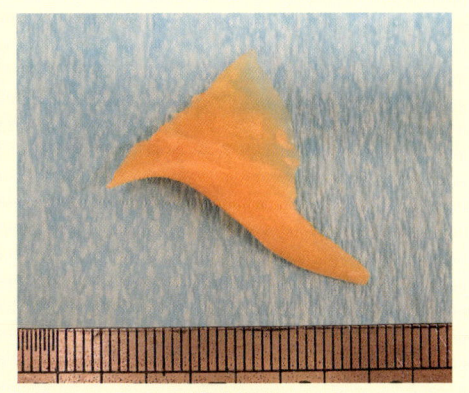

図6 Case 35の摘出標本
最大径3cm程度の三角形の魚骨．

教訓

転機 目で見えなくても疑おう

　視診上，咽頭に異物がなくても嗄声，嚥下時痛の症状が強ければ，食道，気管異物を疑う．症例のような粘膜下食道異物や気管異物の同定にはCTが有効[1]であり，摘出に難渋するときは超音波などの術中モニタリングも有用である[2]．いずれにしても，画像検査や全身麻酔下の摘出が必要となり，摘出が遅れると食道穿孔や膿瘍を形成する危険性もあることから，耳鼻咽喉科のある総合病院への紹介が必要となる．

最終診断

Case 34 粘膜下食道異物
Case 35 声門下咽頭異物

TIPS

●鯛の骨は危険！

　日本人の魚骨異物としては，アジやウナギが多いが，双方とも骨が細いため，咽頭に刺さっても自然脱落することが多い．鯛の骨については太く鋭利なため，気管異物や食道・腸穿孔となった症例報告が散見され，"最も危険な魚骨"といっても過言ではないだろう．鯛の骨を飲み込んでしまったというエピソードがあれば，早期に画像検査などの対応が必要であると考える．

■文献
1) Lue AJ, et al: Use of plain radiography and computed tomography to identify fish bone foreign bodies. Otolaryngol Head Neck Surg **123**(4): 435-438, 2000.
2) Baba S, et al: A submucosal esophageal fish bone foreign body surgically removed using intraoperative ultrasonography. Am J Otolaryngol **35**(2): 268-270, 2014.

　　　　　　　　　　　　　　　　　　　　　　　　　　　　　　　（馬場信太郎）

Case 36

15歳男子．初期診断：急性胃腸炎

"異常なし" と "正常確認" は似て非なるモノ

症　例

診療経過

　15歳の男子．発熱，下痢，下腹部痛が10日間持続して「症状持続する急性胃腸炎疑い」として小児病院の救急外来に紹介受診になった．紹介状に目を通して患者を呼び込むと，やせ形の中学生の少年が診察室に現れ，母親がその後を追いかけるように入ってきた．少年は筆者の正面のいすに座って話し始めた．経過は次のとおりであった．

　「10日前に発熱と咽頭痛が始まり，抗菌薬開始後に下痢も出現したが，整腸薬を始めて合計3日間でよくなって登校もできるようになった．その後2日間は調子がよかったが，再び発熱と下痢が悪化して下腹部痛も出現した．一時的な軽快はあったが6日間症状が持続したため診療所で採血をされ，翌日に採血結果とともに当院に紹介となった．下腹部痛は右側に強い」．

　WBC 11,130/μL，CRP 0.97 mg/dL，ほかの採血項目は異常なし．炎症反応もパッとせず重症感は感じられない．右下腹部痛がありながら，「急性胃腸炎疑い」として紹介された意図が察せられた．確かに経過は長いが，胃腸炎でそんな症例もあると考えた．

鑑別診断1：急性胃腸炎疑い（紹介時の疾患名）

　そのほかの鑑別を考えながら診察に移る．少年はスムーズに診察台へ移動して仰臥位になった．腹部は平坦，腸蠕動音は弱い．確かに右下腹部に圧痛があるようだ．McBurneyの圧痛点を押すと「痛たた…」といって少し顔を歪めるが，体を避けたり手で防御することはない．お腹は軟らかく反跳痛もない．立ち上がって踵を床に打ちつけてもらう．表情は変えずに「右下にひびく感じがある」と話す．強い痛みはなさそうだが，圧痛点が右下腹部に限局していることは気になる．経過は非典型的だが，年齢と右下腹部痛の所見から虫垂炎の

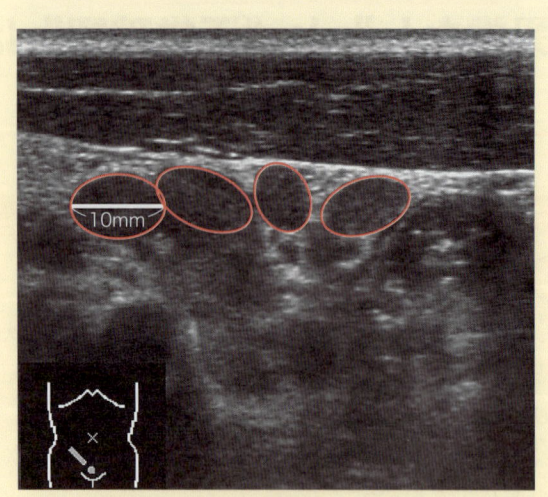

図1　初回外来時の腹部超音波像
回盲部の腸間膜リンパ節の腫大が目立つ．

除外は必要である．
　緊急で腹部超音波検査を施行してもらい（図1），検査技師に結果を確認する．「明らかな腫大した虫垂は認めません．疼痛部位には腫大した回盲部リンパ節が目立ちます．腹水もないです」．「正常虫垂の確認は？」とたずねると，「虫垂は描出できませんでした」（転機1）との返事であった．
　目的である虫垂炎の除外はできなかったが，超音波検査の結果からは腸間膜リンパ節炎が示唆された．少年の経過がすべてこの自然治癒する腸管の感染症であったことに安心した．しかし保護者には，「今日は急性虫垂炎を完全には否定できていないので，高熱や腹痛増悪の際は再診をしてほしい」と追加で説明した（転機2）．

鑑別診断2：腸間膜リンパ節炎（帰宅時の診断）

　それから5日後．右下腹部痛は改善傾向だが依然として持続しており，連日午後になってからの発熱を繰り返していたため，日中の当院救急外来を受診した．腹部超音波検査を再施行され右下腹部に低輝度の腫瘤を指摘された．造影

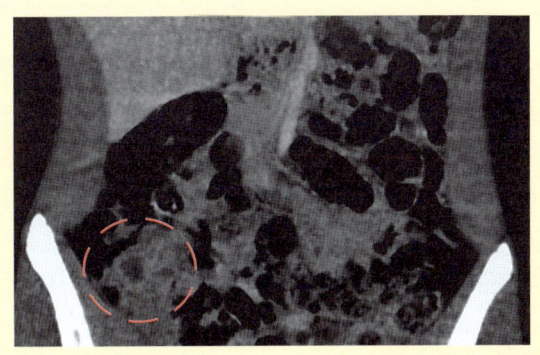

図2 再診時の造影CT
回盲部に膿瘍形成を認める．

CTでは回盲部に膿瘍を認め（図2），臨床経過と併せて急性虫垂炎の穿孔に伴う腹腔内膿瘍と診断された．

教訓

転機1 除外すべき疾患では陰性所見を積極的に確認する

　本症例では急性虫垂炎を積極的に疑うことはなく，腹部超音波検査の陽性所見からは腸間膜リンパ節炎という症状を説明できる診断にもたどりついた．それでも急性虫垂炎を完全に否定しておきたいという考えがあり，「正常虫垂は未確認である」という追加情報を得た．その結果，虫垂炎を鑑別に残して対応することができた．「10歳代で発熱を伴う右下腹部痛」のように特定の疾患の除外が必須である場合には，他疾患を示唆する陽性所見に満足することなく，陰性所見の確認が重要である．

転機2 わからないことは保護者に正しく説明する

　この少年を帰宅させる際には，「急性虫垂炎は除外できていないが限りなく否定的である」という印象を抱いていたが，保護者には慎重に急性虫垂炎の除外ができていないことと，再診の目安を伝えていた．これは典型的な胃腸炎症状の場合でも筆者が話している内容である．

　小児科外来では不安な心境で受診する親の心配を増強するような発言には慎重に

なるべきであり，暫定的であっても胃腸炎などの軽症疾患(今回の腸間膜リンパ節炎も同様)の診断名を伝えて，親を安心させてあげたいと感じる．しかし，診断の確定・除外が可能な検査を限定せざるをえない小児科外来で，重症疾患を完全に否定することは経験豊富な小児科医でも困難である．

このような場合，不必要に不安を煽ることは控えるべきだが，診断は未確定であり重症疾患の完全な除外もできていないことを伝え，再発の目安を指示することも重要である．これは非典型例の多い小児科診療において，そのような患者を"見逃し"から守るとともに，医師を"誤診"から守ることにもつながる．

最終診断

急性虫垂炎の穿孔に伴う腹腔内膿瘍

TIPS

●正常虫垂の描出は困難

熟練した検者の超音波検査による虫垂炎診断は，感度・特異度ともに90％以上で信頼できる検査だが，最大の欠点は正常虫垂の描出が困難なことである(描出率40〜86％)．正常虫垂が描出されない場合，虫垂炎は除外できていないことを念頭に置いて診療にあたる必要がある．

■文献
1) Robert MK, et al: Nelson textbook of pediatrics, 19th ed. pp1349-1355, Saunders, Philadelphia, 2011. ＜小児虫垂炎の教科書的まとめ．「穿孔例で腹腔内感染が局在すると症状進行が遅れること」など，本症例の経過が理解できる説明がある＞
2) Sarah SL, et al: Principles and practice of pediatric infectious disease, 4th ed. pp823-827, Saunders, Philadelphia, 2011. ＜エルシニア感染，腸間膜リンパ節に関する微生物学的な詳述＞
3) Peletti AB, et al: Optimizing US examination to detect the normal and abnormal appendix in children. Pediatr Radiol **36**(11): 1171-1176, 2006. ＜正常例と虫垂炎症例の超音波での虫垂描出を試みた研究＞

（髙橋卓人・寺川敏郎）

Case 37　15歳女子．初期診断：急性胃腸炎

大事なことを見落としていませんか？

症　例

診療経過

　15歳の女子．X月8日から微熱と軽度の食思不振，倦怠感があり同日A診療所を受診した．

鑑別診断1：感冒

　とくに上気道症状などはなかったが，感冒の診断となり経過観察となった．X月11日に経口摂取がさらに低下し，嘔吐数回と咽頭痛があった．X月12日に症状の改善がなく，B病院を受診．尿ケトン陽性であり胃腸炎と診断されて，午前中に点滴を施行した．

鑑別診断2：急性胃腸炎

　その後いったん帰宅したが午後にも同院を受診し再度点滴加療を受けていた．その際も尿ケトン陽性を確認されているが血液検査は行われず，点滴終了後に帰宅した（**転機1**）．
　夜になって不穏となり，頻呼吸もあったため救急要請し高次医療機関である当院に搬送された．当院受診時の身体所見は下記のとおりであった．
　意識：Glasgow Coma Scale（GCS）でE4V5M6であるが清明ではない．バイタルサイン：体温36.1℃，心拍数122/分，血圧140/88 mmHg，SpO$_2$ 100%（room air）．咽頭発赤なし．胸部：呼吸音 清，心音 異常なし．腹部：平坦，軟，臍周囲に圧痛あり，肝脾腫なし．末梢冷感なし，毛細血管再充満時間（capillary refilling time）2秒未満，ツルゴール低下なし．
　身体所見にとくに異常はみられないが意識状態は清明とはいえなかった．外来担当医は胃腸炎に伴う低血糖による意識障害も考え，点滴加療とともに血液

検査・尿検査の準備をした（転機2）．

> ### 鑑別診断3：糖尿病性ケトアシドーシス
> （diabetic ketoacidosis：DKA）
>
> ソルデム®1を準備し，点滴をとった際に簡易血糖測定器で血糖を測定したところ，Hiと表示された．その後提出した検査結果は下記のとおりであった．
> [血液検査] WBC 19,000/μL, Hb 15.8 g/dL, Ht 45%, Plt 35×10⁴/μL, CRP 0.25 mg/dL, AST 20 IU/L, ALT 11 IU/L, LDH 208 IU/L, CK 73 IU/L, BUN 12.0 mg/dL, Cr 0.42 mg/dL, 尿酸 4.5 mg/dL, Alb 4.2 g/dL, Na 137 mEq/L, K 4.0 mEq/L, Cl 101 mEq/L, Ca 8.5 mEq/L, 血糖 567 mg/dL. 静脈血ガス：pH 6.840, PCO$_2$ 28.2 mmHg, HCO$_3^-$ 4.7 mEq/L, BE －29.0 mEq/L.
> [尿検査] 尿定性：比重 1.021, pH 5.0, 尿蛋白(±), 尿糖(3+), 尿ケトン(3+), 尿潜血(－).
>
> 点滴を開始してすぐに検査室から電話連絡があった．重度の代謝性アシドーシスがあり，血糖 567 mg/dL であった．DKAと診断し，直ちに緊急入院となった．点滴を生理食塩水に変更し 20 mL/kg/時で投与を開始，2時間後より3号液＋インスリンの投与を開始したが，徐々に意識状態が悪化した．入院後数時間でICUへの入院となり，人工呼吸管理などの集学的な治療が始まった．

教訓

転機1　1日2回にわたる尿検査・点滴加療の前に紹介を

本症例では当初胃腸炎と診断され，1日2回にわたる点滴加療と尿検査を施行されていた．その際，尿ケトンが陽性であったことは，家族から問診で聴取できている．おそらくその時点で尿糖も陽性であったと思われ，2回の気づかれるべき機会が活かされなかったことが悔やまれる．また同日2回目の受診であるにもかかわらず，血液検査は行われずに点滴加療だけされていた．B病院は当日に血液検査結果が出ないような小規模の医療機関であった．同日に2回点滴加療が必要なほど重症の状態であれば，日中の間に高次医療機関に紹介をすべきであったと考える．

転機2 意識が清明とはいえない症例の対応

　当院に搬送された際，意識は GCS で E4V5M6 と満点ではあったがぼーっとしており，清明とはいえない状態であった．小児の外来診療においての基本は pediatric advanced life support(PALS) と同様で，意識・呼吸・循環の状態が不良である患者はそのまま帰してはならない．

　本症例では腹痛・嘔吐・微熱と，急性胃腸炎と矛盾しない症状があり，外来担当医も当初は胃腸炎の低血糖と考えて対応したが，点滴をとる際に行った簡易血糖検査と血液・尿検査から診断に至った．また，点滴が必要な胃腸炎症状をみた際は，点滴をとる際に簡易血糖測定器で血糖を測定する癖をつけることも大事なポイントである．

最終診断

糖尿病性ケトアシドーシス

TIPS

● 安易な胃腸炎診断には注意

　本症例では全身状態改善後にあらためて病歴について問診し直したところ，3か月前より多飲多尿を認めていた．また，15歳と高年齢における尿ケトン陽性や意識障害はあまり胃腸炎に典型的ではなく，そういった側面からも胃腸炎ではないということに気づくことができる可能性があった．

　ちなみに後日判明した抗 GAD 抗体は陽性であり，緩徐進行型の1型糖尿病であった．

■ 文献
1) 日本小児内分泌学会糖尿病委員会：国際小児思春期糖尿病学会 臨床診療コンセンサスガイドライン 2006-2008 日本語訳の掲載について．日児誌 **112**(5)：924-945，2008．
2) American Heart Association：PALS プロバイダーマニュアル—AHA ガイドライン 2010 準拠．pp7-29，シナジー，2013．
3) 長谷川行洋：はじめて学ぶ小児内分泌．pp125-134，診断と治療社，2011．

（野村莉紗・長谷川行洋）

15歳女子．初期診断：不眠症

Case 38 子ども自身の言葉に耳を傾けよ

症例

診療経過

　15歳（中学3年生）の女子．「眠れない」と訴えて，睡眠薬の処方を希望してA小児科クリニックを受診した．一緒に来院した母親によると，「受験勉強で徹夜が続いて生活リズムが乱れがちとなり，最近は眠れない日が続くため，2日前に母親の睡眠薬を飲んだが，それでも寝付けず，次々と内服しているうちに合計10錠飲んでしまった．昨日は睡眠薬が効いて夕方までずっと寝ていた．そのため，本人用の睡眠薬を処方してほしい」という．なお，本日は母親が登校をうながし，遅刻して学校に行った後，来院した．

　母親が上記の経過を語る間，本人は疲れた表情でうつむいたまま，一言も発さなかった．ベンゾジアゼピン系の睡眠薬を過量に内服していたため，念のため身体診察したところ，意識清明でバイタルサインに異常は認めなかった．

鑑別診断1：不眠症

　まずは不眠症と考え，本人に睡眠状況について問診したところ，「入眠はだいたい3～4時，起床は8時過ぎで，学校にはほぼ毎日遅刻して通っている．中途覚醒があり，日中も眠気が強く授業中は寝てしまうことが多い」とのことだった．勉強が大変で寝られないのかと尋ねると，「集中力が続かず勉強に時間がかかってしまう」ことを認め，さらに「深夜に成績や進路に関する考えごとをして気持ちが張りつめており，そんな状態がもう3か月以上続いている」という．母親が途中で口をはさみ，「そういえば最近食事もあまり食べなくなっているし，友だちと出かけることも少なくなった」と述べた．母親の話をふまえ，本人への問診を続けたところ，「食欲はない」「今まで楽しんでいた遊びや趣味も全く楽しめなくなった」と語った（転機1）．

鑑別診断2：抑うつ状態，不眠症

　不眠のほかに，集中力減退，食欲低下，興味の喪失といった抑うつ状態を示す症状を認めた．自殺企図の可能性も考慮し，念のため過量に内服した際のより詳細な状況について確認すると，本人はややいいにくそうにした後，「実は，最初は眠れないから薬を飲んだが，飲んでいるうちにたくさん飲めば楽になれるんじゃないかと思った」と述べた．「ずいぶん辛そうだが，もしかして死にたいと思ったことはあるか？」と希死念慮の有無について本人にたずねると，涙をこぼしながら，以前から死にたいと思っていたことを認めた（転機2）．本人によると，薬をたくさん飲めば楽に死ねるだろうか，飛び降りたほうが確実に死ねるだろうかなど，自殺企図の方法についても考えたことがあるという．

鑑別診断3：抑うつ状態に伴う自殺企図

　希死念慮から自殺企図で過量服薬に至ったものと考えられた．さらに，その背景に抑うつ症状があること，自殺企図の具体的な方法まで本人が考えていたことから，専門科による治療が必要と考え，B精神科クリニックに紹介した．その結果，うつ病と診断され，カウンセリングと薬物療法が導入された．

教訓

転機1 できるだけ子ども自身に語らせる

　保護者の主訴は不眠であったが，最終的に抑うつに伴う自殺企図から過量服薬に至ったことが判明したのは，本人に対して問診し，直接語ってもらうことができたからであった．子どもに対する期待や願望に由来する保護者側のバイアスから事実誤認があったり，あるいは本当は悩みごとがあるが親には話せないために，保護者が子どもの抱える問題に気づいていなかったりすることが少なからずある．そのため，受診動機や困っていることについて本人に直接問診し，本人の言葉で語ってもらうことが診断・治療のためにきわめて重要である．保護者同席では子どもが話せないこともあるため，席を外してもらい，子どものみと面談することが必要となる

場合もある．

　しかし一方で，子どもに語ることを強制しないような配慮も必要である．具体的には，「話したくなければ無理に話さなくてもいいのだが」と前置きしたうえで，困っていることがあれば援助を惜しまず協力するという姿勢を示すとよい．

転機2 躊躇せずに希死念慮や自殺企図の有無をたずねる

　希死念慮について，患者は誰にも語ってはならないとタブー視していることがある．また，周囲の援助者自身も，自殺についてたずねることをタブーに触れるように抵抗感を感じてしまい聞きにくいこともある．しかし，希死念慮の有無をたずねることでむしろ患者は安心し，援助を受けるための関係性を作る契機となる可能性がある．そのため，希死念慮・自殺企図の可能性を疑った場合には，躊躇せずに患者にたずねるほうがよい．患者側の答えにくさを和らげるためには，「睡眠薬をたくさん飲んでしまう人のなかには死にたいと思っている人もいるが，あなたの場合はどうか」というように一般化した質問をすると，死にたいと思うのは自分だけではないのだと感じて，質問に答えやすくなるかもしれない．

　また，もし患者から死にたいという言葉が出た際には，軽視したりアピール的な訴えととらえたりせずに，まず真剣に患者に向き合うことが重要である．さらに，希死念慮・自殺企図を告白してくれたことに感謝の意を示し，協力・支援を惜しまない旨を伝える必要がある．死んだら親が悲しむ，自殺はいけない，といった説教めいたメッセージは避け，死にたいくらい辛かったという患者の気持ちに共感することも重要である．子どもは援助希求能力の乏しさから，1人で問題を抱えて追いつめられることが少なからずあるため，問題による困難を軽減できるよう支援するという姿勢を示して治療関係を築くことが，治療の第一歩となる．

*

　過去の自殺企図は若年者の自殺既遂の最も強力なリスク因子であり，男性では30倍，女性では3倍に自殺リスクを高めるとの報告もある．また，自殺既遂者の1/4〜1/3に過去の自殺企図がみられたとの報告もある．自殺企図を発見することは，自殺再企図予防のための介入の大きなチャンスであることを忘れてはならない．ただし，中等度以上のうつ症状を含む精神症状を伴い専門的治療が必要な場合，自殺企図の具体性・計画性が高く再企図リスクが高いと考えられ早期の危機介入が必要な場合，治療者自身がフォローアップするには荷が重いと感じる場合には，精神科医にコンサルト・紹介することが望ましい．

最終診断

うつ病に伴う自殺企図

TIPS

●子どもは抑うつ気分を言葉で表現するのが難しい

　本症例では，不眠，集中力減退，食欲低下，興味の喪失といった行動面での変化から，抑うつに気づくことができた．子どもの場合，気持ちの辛さを認識し言語化するのが苦手なため，子ども自身や保護者それぞれに問診して，食事・睡眠・学校といった日常生活の変化，表情や言動の変化を確認することが重要である．また，子どもによっては，抑うつが頭痛・腹痛などの身体症状として現れる場合や，イライラして些細なきっかけで怒ったり暴力的となったりして易怒性・攻撃性が増す場合もあるため，注意が必要である．

■文献
1) 笠原麻里：思春期の「うつ」がよくわかる本．講談社，2009．＜見逃されやすい子どものうつ，自殺予防も含めた家族・学校による子どもへの関わり方について，わかりやすく記されている＞
2) 髙橋祥友：自殺の危険－臨床的評価と危機介入，第3版．金剛出版，2014．＜自殺の現況，危険因子，予防と治療などについて詳細かつ包括的に記され，自殺研究に関する知見が集約された成書＞
3) 松本俊彦：自傷・自殺する子どもたち．pp124-134，合同出版，2014．＜自傷のメカニズム，自傷から自殺に至るプロセスを踏まえ，自傷・自殺企図する子どもへの援助・対応の方法が解説されている＞

（尾崎　仁・渡辺由香・大倉勇史）

Case 39 16歳女子．初期診断：頭部打撲

思春期患者には思春期患者の問題がある

症例

診療経過

　16歳の女子が放課後に高校のクラブ活動（バスケットボール）をしていた際，ほかの生徒と激突して頭部を打撲した．受傷した直後，しばらく反応がなく，受け答えもおかしかったため，顧問の教員により救急要請された．

　救急隊が現場に到着したとき，傷病者は体育館の床に寝かせられたままであった．意識レベルは Japan Coma Scale で I-3，そのほかのバイタルサインに異常はなく，四肢の運動・感覚障害は認めなかった．頸椎保護をしたうえで救急搬送された．

　病院到着時の意識レベルは I-1，Glasgow Coma Scale では E4V5M6 であった．そのほかのバイタルサインに異常はなく，頭部以外の外傷は認めなかった．軽度ではあったが意識レベルの低下が遷延していたため，頭部 CT が必要と判断したが，全身状態は落ち着いていたため先に病歴聴取を行った．現病歴はすでに得ている情報以上のものはなく，既往歴，内服歴，アレルギー歴などにも特記すべきものはなかった．

> 📝 **鑑別診断1**：脳振盪，あるいは頭蓋内出血疑い

　病歴聴取の一部として最終月経を確認したところ（**転機1**），「わからない」との返事であった．妊娠の可能性について確認すると，「ない」との返事であったが，念のため尿による妊娠検査を行ったところ陽性であった．

　そこで，あらためてとても大切な情報であることを前置きして月経歴を再聴取したところ，月経はほぼ30日周期であり，最終月経は7週間前に5日間あったことが判明した．また特定のボーイフレンドがおり，最終月経以降複数回の性交渉があったことも判明した．

　その頃には保護者が病院へ到着した．患者に尿検査の結果を説明し，保護者

に結果を伝えるかどうか確認をしたところ(転機2),当初は嫌がっていたが最終的に隠し通せるものではないことに気づいたため,保護者に結果を説明することに同意した.そこで保護者を別室に呼び,妊娠反応が陽性であった事実を伝えた.その際,保護者が未成年であるのに妊娠した事実に対して,患者を攻撃したり,批判的な態度になったりしないように最大限に配慮をした.

救急室を受診した時点では月経歴から妊娠7週あたりに相当すると考えられたが,その時点では異所性妊娠を疑う症状や所見を認めなかったため,救急室において妊娠についての精査は不要と考え,産婦人科の受診を勧めた.その後,母親も10歳代で妊娠した経験をもっていることがわかり,彼女の状況に理解を示してくれることがわかって若干安堵した.

なお頭部打撲については,この時点ですでに意識レベルはクリアになっており,頭痛や嘔気なども認めなかったため,胎児へのCTによる放射線被曝のリスクなども説明したうえで,注意深く観察することとした.

教訓

転機1 ルーチンといわれている確認を怠らない

胎児に対する放射線の影響は,線量が100 mGyを超える場合といわれているが,実際に骨盤CTを施行しても胎児が受ける線量は一般的に25〜30 mGy程度,最高でも80 mGy程度といわれているので,頭部CTによる胎児への影響は心配するものではないといえる[1].また救急室において放射線検査を施行する前に妊娠の可能性を聴取したり,尿検査を施行したりして妊娠を否定することは,その不完全性ゆえに否定的な考えもある.しかし,できるだけ胎児の被曝を避け,不必要に心配しなくてもすむように,可能な限り妊娠可能な状況にある女性には放射線を用いた検査の前に最終月経や性行為の有無を確認し,必要に応じて妊娠検査も組み合わせて行うべきであると考えている.

本事例は,本当のことをなかなか話したがらない思春期特有の問題もあり,念のため検査を行ったところ意外な結果であった.原則に従うことの大切さを感じた事例である.

転機2 思春期の患者特有の心の機微に配慮する

　思春期の患者にプライベートな話を聞く場合，保護者とは別に話を聞くことは当然のことである．本患者の場合，最初に月経歴について聴取したとき「わからない」と答えたのは，決して意識レベルが悪かったからではなく，それが大切なこととは思っていなかったこと，また「恥ずかしい」という心理が働いた可能性がある．したがって必要な場合は，「この情報はあなたの体の状態をしっかりと評価するためにとても大切な情報なので，できる限り正確に教えてほしい」と前置きして確認したり，場合によっては同性の医療者に話をしてもらったりするとよいであろう．また「妊娠の可能性はありますか？」という聞き方も悪くはないが，思春期の子どもたちにはわかりやすく「性行為をしたことがあるか？」と聞いたほうがよいことがある．筆者も過去に「妊娠の可能性はあるか？」との質問に「ない」と答えた中学生に，「最後にセックスをしたのはいつ？」と聞いたら「おととい」と答えられて驚いた経験がある．性行為がある以上，妊娠する可能性は決して否定はできない．

　なお，本事例は本人が保護者に情報提供することに最終的には同意したが，もし未成年の患者が自分の情報を保護者に話してほしくないという場合，医師は間に挟まれて悩むことになる．このような状況に対して日本医師会は「診療情報の提供に関する指針」のなかで「診療の記録等の開示を求めうる者」として「満15歳以上の未成年者については，疾病の内容によっては本人のみの請求を認めることができる」としている．法的拘束力のあるものではないが，たとえ未成年であっても，患者個人の意思を尊重することが必要であることを示している[2]．

最終診断

正常妊娠（妊娠7週），脳振盪

TIPS

● 10歳代の妊娠・出産

　わが国における10歳代の出産は年間13,000件ほど報告されている[3]．その数は諸外国に比べて非常に少ないが，出産に至らない妊娠（つまり人工妊娠中絶するということ）は10歳代の妊娠に多いこと，母親の学業の継続が困難になること，経済的支援や社会の理解が得られにくいことなどから，さまざまな問題をはらんでい

る．その対応は母親学級などで解決できるものではない．地域にあるサポートグループなど，特有の問題に個別に対応してくれる支援団体などへつなぐことが，母子ともに健康に育つために必要なことといえるだろう．

■文献
1) The American College of Radiology: Practice guideline for imaging pregnant or potentially pregnant adolescents and women with ionizing radiation, 2008. http://www.who.int/tb/advisory_bodies/impact_measurement_taskforce/meetings/prevalence_survey/imaging_pregnant_arc.pdf（最終アクセス 2014年11月）＜米国の放射線学会が出しているガイドラインで，妊娠した，あるいは妊娠の可能性がある思春期の子どもたちのため，放射線被曝への対応を医学的根拠に基づいて提示している＞
2) 日本医師会：診療情報の提供に関する指針，第2版．p3，2002．＜日本医師会から提案されている指針で，情報公開など診療情報を開示する際の基本的ルールが記載されている＞
3) 厚生労働省：平成25年人口動態統計月報年計（概数）の概況．http://www.mhlw.go.jp/toukei/saikin/hw/jinkou/geppo/nengai13/dl/gaikyou25.pdf（最終アクセス 2014年11月）

（井上信明）

column 10

帰してしまい緊急手術となった小児外来患者

　東京都立小児総合医療センターの手術室では，年間に約300件の緊急手術（手術当日申し込み手術）が行われています．年齢別では，新生児が約40件で，残りの約260件が乳児以降の患者です．科別の内訳と主な手術内容は，図に示すとおりです．

　これらの「手術当日申込み手術」のほとんどが入院して待機できる状態にあり，一刻を争う超緊急手術となる疾患は限られていて，頻度も決して多くありません．実際にERから直接手術室へ入室となった疾患は，外傷のほかに，精巣捻転，咽後膿瘍やクループなどの気道確保困難，脳室−腹腔シャント（VPシャント）不全や脳腫瘍による脳圧上昇状態の患者，気道・咽頭・食道異物の患者の一部，腕頭動脈気管瘻（気管切開・喉頭気管分離手術後の患者）などです．さらにこのなかで，治療や手術を目的に紹介されて来院したのではなく，外来診療後に帰宅して急変し手術を要する状態になった疾患は，精巣捻転（腹部症状のみで陰嚢の症状がはっきりしていなかった），脳圧上昇状態（けいれんなどの軽度の症状が悪化した），腕頭動脈気管瘻（気管切開カニューレからの少量の出血があった）などでした．

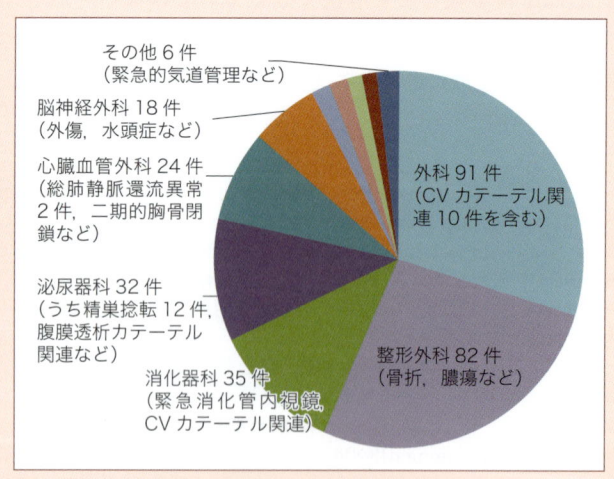

図の内訳:
- その他 6 件（緊急的気道管理など）
- 脳神経外科 18 件（外傷，水頭症など）
- 心臓血管外科 24 件（総肺静脈還流異常 2 件，二期的胸骨閉鎖など）
- 泌尿器科 32 件（うち精巣捻転 12 件，腹膜透析カテーテル関連など）
- 消化器科 35 件（緊急消化管内視鏡，CV カテーテル関連）
- 外科 91 件（CV カテーテル関連 10 件を含む）
- 整形外科 82 件（骨折，膿瘍など）

図　緊急手術件数の内訳

　これらの一刻を争う超緊急手術の麻酔を行うにあたっては，全身状態や原疾患の状態を把握することに加えて，最終の経口摂取状況と循環血液量（脱水）についての評価を的確に行わなくてはなりません．麻酔導入方法（誤嚥対策）や薬剤の選択，昇圧薬などの準備に直接関連するからです．

　また，どうして一刻を争う病態となったのかも重要です．外来診療では，「食事や水分が摂れなかったら」「症状が悪化したら」再度来院するように患者に伝えるでしょうし，時には「薬の効果がなかったら再来院」という指示をして診断的投薬を行うこともあると思われます．再来院する患者のうち，緊急的治療や手術を必要とする患者はそのごく一部であろうと思われ，見逃しや診断ミスが存在しなくても，予測を超えて症状の進行が早い場合や，想像だにしないような原疾患によることもあるだろうと思います．それらを確認するうえで，家に帰す判断をした外来での症状・経過・診察所見を記した診察記録が，大変重要であると考えます．

（山本信一）

Case 40

1か月女児．初期診断：？

冷静に，しかし温かく

症 例

診療経過

　生後1か月の女児．在胎38週0日，2,600 g，正常経腟分娩で出生．新生児仮死なし．GBS(B群溶連菌)陽性のため，分娩時に母体にアンピシリンの予防投与あり．先天代謝異常スクリーニング異常なし．完全母乳栄養．1か月健診で異常は指摘されず．家族歴は母親と3歳の姉に単純型熱性けいれん．周囲の感染流行なし．受診の3日前から鼻汁，鼻閉が出現した．受診前日の夜間に急激な顔面紅潮，発汗があったが速やかに自然回復した．その直後に排便したため，いきんだだけと考え，様子をみた．

　受診当日の朝，哺乳時に息苦しそうな泣き方を始めた．徐々に泣き方が弱くなり，顔面蒼白で四肢が脱力した状態となった．母親が体をさするなどの刺激により数分で症状は改善したが，心配になり受診した．

　心拍数180/分，呼吸数60/分，SpO$_2$ 96%(room air)，血圧79/48 mmHg，体温37.1℃．顔面はやや蒼白で多呼吸あり．喉頭の陥没呼吸あり．胸部聴診では，呼吸音が全肺野で軽度減弱し，副雑音は聴取されず．心雑音なし．奔馬調律(gallop rhythm)なし．末梢冷感なし．網状皮疹なし．四肢の筋緊張良好．明らかな麻痺なし．口腔内からは中等量の気道分泌物(ミルク様ではない)が吸引された．吸引後に啼泣は強くなり，顔色は紅潮となり，明らかな努力呼吸は消失した．

> **鑑別診断**：RSウイルスや百日咳感染症に伴う無呼吸，気道分泌物による窒息，喉頭けいれん，胃食道逆流症(GERD)，乳児けいれん，QT延長症候群などの致死性不整脈，敗血症，髄膜炎など

　乳幼児突発性危急事態(apparent life-threatening event：ALTE)の原因となる疾患として，以上を考えた．

　検査結果では，血液ガス分析(静脈血)で呼吸性アシドーシス(pH 7.23,

PCO$_2$ 64.0 mmHg，HCO$_3$⁻ 20.6 mEq/L，BE －4.2 mEq/L）を認めた以外，血液一般，髄液，血液培養，髄液培養，RS ウイルス迅速検査，百日咳培養および LAMP 法，胸部単純 X 線，心エコー，心電図，脳波に明らかな異常はみられなかった．

　入院後の呼吸様式は問題なく安定しており，同様のエピソードの再現はなかった．入院翌日に哺乳を開始したところ，むせ込みもなく普段どおり摂取した．両親の心配が強いため入院 6 日目まで経過観察したが，問題なく体重増加も認め退院した．GERD の検査（上部消化管造影，pH モニター，食道内圧測定），ポリソムノグラフィは行わなかった．1 歳になるまで外来通院を行い，同様のエピソードはなく発達発育も順調であることを確認した．

　最終的な診断は，上気道炎に伴う分泌物や胃食道逆流（GER）よる気道閉塞または喉頭けいれんなどの急性，一過性の病態と考えた．最後の外来で，「このように無事に成長する姿は当時想像できなかった」という母親の訴えが印象的であった．

教訓

●ALTE について知っておくこと

　ALTE は「児が死亡するのではないかと観察者に思わせるような無呼吸，チアノーゼ，顔面蒼白，筋緊張低下，窒息などのエピソード」（NIH）などと定義されており，診断名ではなく現象名である．ALTE として覚知されるエピソードのなかには，見逃してはならない多臓器にわたる疾患が潜んでおり，慎重な評価や経過観察が必要となることに議論の余地はない．

　しかしその反面，新生児・乳児期に認める生理的徴候（哺乳時のむせ込み，溢乳，啼泣時の息止め，不規則呼吸など）によるものも多く，疾患が特定できるものは半数程度とされている．また従来，乳幼児突然死症候群（sudden infant death syndrome：SIDS）との関連が指摘されていたが，現在はそのリスク因子や予防の異なる別個の概念ととらえられている．

　したがって，原因検索のためやみくもに検査を重ねたり，観察者の心理的不安を過度にかき立てるような態度・説明は慎まなければならない．観察者はほとんどが家族（非医療従事者）であり，"児が死に至るかもしれない"という強い不安・恐怖

のなかで冷静に状況を把握することは困難である．十分な情報が得られないことも少なくないが，家族の気持ちに思いをめぐらせ，共感的な態度で傾聴する．

検査の適応については，生命予後に大きく関わる虐待，不適切な養育といった社会的側面，気道狭窄，QT延長症候群，洞不全症候群などの致死的不整脈の除外は最低限必要と考える．その後の検索をどこまで行うか，つまり脳波，頭部画像（CT, MRI），ポリソムノグラフィ，ホルター心電図，GERDの検査，先天代謝異常，薬物中毒スクリーニングなどは状況に応じて判断することになる．

残念ながら，個々の検査における診断感度はきわめて低い．いくつか例を挙げると，けいれんが疑われる病歴であれば（けいれんはALTEの10％程度），入院での精査は診断や予後の改善に役立たない．身体所見が正常な児ではてんかんの診断における頭部画像検査はきわめて感度が低い（感度6.7％）．GERとALTEの関連を示唆する報告はいくつかあるが，少なくともGERDの程度とALTE，無呼吸の頻度には相関が認められていない．そもそも，GERは乳児早期の70～80％にみられる生理的現象であるため治療の対象となることは少ない．

上記の事実を踏まえ，それぞれの症例において検査の適応は適切であったか？入院期間は適切であったか？医療者側の対応が家族の心配を強めることにつながらなかったか？などを振り返り，今後のために検討していく姿勢が大切と思われる．

最終診断

乳幼児突発性危急事態（ALTE）
（分泌物による気道閉塞または喉頭けいれん）

TIPS
●詳細な病歴聴取，身体所見に勝る検査なし！

診断で最も重要なことは，詳細な病歴聴取と丁寧な身体診察である．新生児・乳児の解剖，生理についての正しい理解も必須である．問診では具体的な質問（「何をしているときに起こりましたか？寝ているとき？哺乳時？」「顔の色はどうでしたか？」「手足や胸の動きはどうでしたか？」「どうして様子をみようと思ったのですか？」など）を心がける．

検査やモニター法にゴールドスタンダードはなく，病歴聴取と診察によるリスク

の見積もりなしにルーチンで選択される検査はない．

● ALTE のなかに潜む虐待の可能性を頭の隅に置いておく！

　ALTE の 0.4〜11％ に虐待の要素があるとされている．病歴の矛盾，受診時の嘔吐や易刺激性などがある場合は，虐待による頭部外傷を疑い全身骨の単純 X 線，頭部 CT や眼底検査も加える．確認すべきポイントは，原因不明死亡や ALTE の家族歴，低出生体重児・早産児，顔面の出血斑などの虐待を疑う身体所見，不適切な養育や虐待を疑う不自然な病歴などが挙げられる．

●観察者の不安・恐怖を解消して治療が完結する！

　病的なものが考えにくい場合でも，病気でないことや SIDS のリスクが少ない事実を一方的に伝えるだけに終始せず，観察者が感じた不安な気持ちに寄り添う．再度同様のエピソードが起こった際にはどのような点に注目し，落ち着いて対処するかなどの指導も行えるとよい．ALTE の再発率は 10〜30％ 程度で，それほど高くはない．

＊ALTE のほとんどは命に関わらない（life-threatening ではない）ため，最近では代わりに brief, resolved, unexplained event（BRUE）という呼称が推奨され，リスクの層別化が図られている．厳密な定義は異なるが，実臨床では ALTE と BRUE はほぼ同義に扱われ，本項において読み替えても問題はない．

■文献

1）Tieder JS, et al: Management of apparent life-threatening events in infants: a systematic review. J Pediatr **163**(1): 94-99, 2013.
2）Guenther E, et al: Abusive head trauma in children presenting with an apparent life-threatening event. J Pediatr **157**(5): 821-825, 2010.
3）Lightdale JR, et al: Gastroesophageal reflux: management guidance for the pediatrician. Pediatrics **131**(5): e1684-e1695, 2013.

〈松島崇浩〉

あとがき

　外来診療について系統立った教育を受ける機会のあった小児科医はどれだけいるでしょうか．筆者は研修医1年目のときにオーベンの小児科医から簡単な処方を教わった程度で外来を任された記憶があります．学校教育法第30条に，「基礎的な知識及び技能を習得させるとともに，これらを活用して課題を解決するために必要な思考力，判断力，表現力その他の能力をはぐくみ，主体的に学習に取り組む態度を養うこと」が小学校の教育である旨の記載があります．小学校に限らず，外来医療においてもこのような教育は時代を超えて必須のものと思います．

　主体的に学習に取り組む態度は，この本を手にとって「あとがき」を目にしている読者の方々には十分備わっているはずであり，基礎的な知識や技能は，教科書や病棟での実習で学べます．しかし診断に至る思考力，治療方針を決める判断力，保護者に伝える表現力を外来診療で教えてもらう機会は乏しいものでした．外来患者のカンファレンスがあればよいのですが，とくに開業医となってからはこれらの能力を習得し訓練する教育を受けることはほとんど不可能です．

　サブスペシャリティ教育が中心の大学病院や小児病院では，一般小児の外来診療について教育することは意外と難しいものです．系統的なプログラムを作成して，知っておくべき疾患，経験しておくべき手技などを羅列したリストを用意しても，そのすべてを経験できるように何人もの患者が都合よく来院することはありません．むしろ外来診療で子どもが目の前にいるのであれば，その場で知識や手技を覚えることよりも，暫定診断や鑑別診断を含めて考える力，子どもや保護者の状況も含めて治療方針を決める力，考えた内容や治療方針を伝える力を身につけることが小児科医として育つために必要です．東京都立小児総合医療センターのレジデント教育として外来診療に関わってみると，レジデントが外来診療で課題に正対して取り組む姿勢で臨んでも，思考力や判断力，表現力を高めるためには結局は個々の経験の積み上げから学びとる以外に手段はなく，経験こそが思考力，判断力ならびに表現力の醸成手段だと感じました．

　この本では，帰してはいけない疾患にどのように対応するかという内容を通して，（表現力に関わることは困難ですが）思考力，判断力を培う疑似体験ができることを狙っています．初めは大したことはないと思っていた症例が，実は帰してはいけない疾患だと気づく過程に正解はありません．診断に多少の遠回りがあったとし

ても，正しい診断に到達できるのであれば，その思考・判断は十分に価値のあることです．病気には，未知の疾患でもない限り，必ず正しい診断名があります．これがクイズであれば苦し紛れのまぐれ当たりも正解になります．まぐれ当たりの診断は患者さんにとっては幸運でしょうけれど，医師の経験としての価値はほとんどありません．迷いながらも診断にたどり着く，その過程を検証することが判断力，決断力を養うために重要です．しかしながら，このような教訓的な症例にはなかなか出合うこともなく，出合ったとしても指導医がいなければその価値はわからず，ましてや見落としているようでは経験値にもなりません．

*

　この本に記載されている症例の多くは，疾患名としては広く知られている疾患であっても小児科医としてめったに経験することはなく，場合によっては一生に一度経験するかどうかという疾患もあるでしょう．しかし，見落とせば一生悔やむであろうという症例です．1つひとつの症例を吟味することが，きっと読者の皆さんが日々行う外来診療の実践に役に立つものと確信しています．いずれにしても，これだけの症例を集めることができたのは，東京都立小児総合医療センターの先生方の全面的な協力のおかげです．編集者を代表して，症例を提供していただいた先生に深く感謝いたします．

　小児科医療の質の向上とその発展に尽力するすべてのメディカルスタッフの努力が，子どもたちの幸せにつながることを願っています．そのなかでこの本が少しでも貢献できれば幸いです．

2015 年 3 月

崎山　弘

第2章 ケースブック 診断名一覧

Case 1 日齢20 男児　最悪を想定した対応が生命を救った！ ……… 28
　➡ RSウイルス感染症による無呼吸発作

Case 2 日齢27 男児　疑えば攻めろ！ ……………………………… 32
　➡ 陰嚢の壊死性筋膜炎

Case 3 2か月男児　診断の最大のヒントは家族の話のなかにある … 38
　➡ ミルクアレルギー（人工乳による新生児・乳児消化管アレルギー）

Case 4 6か月男児　親の視線も主訴のうち ……………………… 42
　➡ 拡張型心筋症

Case 5 6か月女児　発熱を伴う四肢の不動をみたら ……………… 46
　➡ 右大腿骨遠位骨髄炎

Case 6 7か月男児　木の葉を隠すなら森の中？ ………………… 50
　➡ 肺炎球菌による髄膜炎

Case 7 8か月男児　基本に忠実な診療が見逃しを防ぐ秘訣 …… 53
　➡ 新旧混在する多発骨折（身体的虐待）

Case 8 9か月女児　小児のABCDの評価は正確に ……………… 57
　➡ 肺炎球菌性敗血症，代償性ショック

Case 9 11か月男児　過去に思いを寄せること，将来を予見することの大切さ 62
　➡ 上気道狭窄による急性呼吸障害

Case 10 1歳男児　経過をみていく間に症状は変化する ………… 67
　➡ 急性喉頭蓋炎

Case 11 1歳3か月男児　ブロッコリーでむせる!? ……………… 71
　➡ 陳旧性食道異物

Case 12 1歳3か月男児　おかしいと思ったら迷わず採血 ……… 76
　➡ 血友病A（重症型）

Case 13 2歳男児　おかしいと思ったら迷わず採血 ……………… 76
　➡ 遺伝性球状赤血球症

Case 14 6歳女児　おかしいと思ったら迷わず採血 ……………… 76
　➡ 急性リンパ性白血病

Case 15 1歳6か月男児　乳児の急性胃腸炎の落とし穴 ………… 82
　➡ 急性胃腸炎に続発した急性十二指腸潰瘍，出血性ショック

Case 16	2歳男児	血便から疑う疾患	87
➡ 腸管出血性大腸菌感染症，溶血性尿毒症症候群				
Case 17	2歳女児	1歳男児ではないけれど	93
➡ 気道異物(気管内のピーナッツ)				
Case 18	2歳女児	診断は1つですか？	99
➡ 腸重積症，アデノウイルス腸炎				
Case 19	3歳男児	たとえすべてがそろわなくても	104
➡ 不全型川崎病(冠動脈瘤形成)				
Case 20	3歳女児	神経学的診察が大切	108
➡ もやもや病				
Case 21	3歳女児	頸を動かさないのも大切な主訴である	112
➡ 咽後膿瘍				
Case 22	5歳男児	症状がなくても油断は禁物	120
➡ アナフィラキシー				
Case 23	5歳男児	外傷は最悪の事態まで想定	125
➡ 穿孔性眼外傷				
Case 24	6歳男児	輸液で改善しない胃腸炎	132
➡ 劇症型心筋炎				
Case 25	8歳女児	事実に忠実であることが答えに通じる	138
➡ 胃軸捻転症				
Case 26	9歳男児	ランニング中の失神	143
➡ QT延長症候群				
Case 27	10歳女児	にこにこしているが…	147
➡ 非腫瘍性卵巣茎捻転				
Case 28	11歳女児	付随する症状に注意	151
➡ 高血圧緊急症，傍糸球体細胞腫				
Case 29	12歳男児	ドプラエコーは補助診断	156
➡ 精巣(精索)捻転　ただし，捻転の程度は発症後変化した可能性が高い				
Case 30	13歳男子	血便・下痢＝感染性腸炎？	160
➡ 潰瘍性大腸炎(全大腸炎型)				
Case 31	13歳男子	経過の長い症例で確認すること	165
➡ 鞍上部・松果体部胚細胞腫瘍，水頭症，下垂体機能低下症，中枢性尿崩症				

Case 32 13歳女子　便秘は誰が困るのか ・・・・・・・・・・・・・・ 169
→ 神経性やせ症(神経性食思不振症)

Case 33 14歳男子　嘔気の原因は？ ・・・・・・・・・・・・・・・・ 173
→ (内側直筋の嵌頓を伴った)眼窩内側壁骨折

Case 34 14歳女子　目に見えなくてもそこにある ・・・・・・・・・ 177
→ 粘膜下食道異物

Case 35 15歳男子　目に見えなくてもそこにある ・・・・・・・・・ 177
→ 声門下咽頭異物

Case 36 15歳男子　"異常なし"と"正常確認"は似て非なるモノ ・・・・ 181
→ 急性虫垂炎の穿孔に伴う腹腔内膿瘍

Case 37 15歳女子　大事なことを見落としていませんか？ ・・・・・・ 185
→ 糖尿病性ケトアシドーシス

Case 38 15歳女子　子ども自身の言葉に耳を傾けよ ・・・・・・・・ 188
→ うつ病に伴う自殺企図

Case 39 16歳女子　思春期患者には思春期患者の問題がある ・・・・・・ 192
→ 正常妊娠(妊娠7週)，脳振盪

Case 40 1か月女児　冷静に，しかし温かく ・・・・・・・・・・・ 197
→ 乳幼児突発性危急事態(ALTE)(分泌物による気道閉塞または喉頭けいれん)

Mini Case 1 日齢15男児　当初あせもと思われていたが… ・・・・・・・ 36
→ リッター新生児剥脱性皮膚炎(新生児のブドウ球菌性熱傷様皮膚症候群)

Mini Case 2 3歳6か月女児　よくある疾患のまれな経過 ・・・・・・・ 116
→ 上気道炎，熱性けいれん，低血糖

Mini Case 3 3歳8か月男児　放置された多数歯齲蝕がサイン ・・・・・・ 118
→ ネグレクトに伴う歯性感染症

Mini Case 4 5歳6か月女児　頭痛・嘔吐で神経学的異常所見はないが… ・・ 130
→ 脳動静脈奇形

Mini Case 5 7歳女児　精神疾患でよいですか？ ・・・・・・・・・・・ 136
→ 抗NMDA受容体脳炎，卵巣奇形腫

索引

数字

1 型糖尿病　187
10 歳代の妊娠・出産　194

欧文

ABCD　59
ABCs ルール　55
ALST(allergen-specific lymphocyte stimulation test)　40
ALTE(apparent life-threatening event)　197
Babinski 反射　109
Barré 徴候　109
Bazett 補正式　145
BCG 結核　146
BCG 痕の発赤　105
Brugada 症候群　144
capillary refilling time　60
coiling　157
CRP　105
DKA(diabetic ketoacidosis)　186
ECMO(extracorporeal membrane oxygenation)　133
EHEC(enterohemorrhagic E. coli)　89
Ewing 肉腫　146
excessive crying　34
forced duction test　174
FPIES(food protein-induced enterocolitis syndrome)　41
Fridericia 補正式　145
GER(gastroesophageal reflux)　198
GERD(gastroesophageal reflux disease)　197
hCG 産生性胚細胞腫瘍　167
Hib ワクチン　52, 58
Holzknecht sign　96
HUS(hemolytic uremic syndrome)　88
LCH(Langerhans cell histiocytosis)　146
LRINEC(Laboratory Risk Indicator for Necrotizing Fasciitis) score　34
McBurney の圧痛点　181
MRSA　36
PALS(pediatric advanced life support)　187
PCV13　52
Prehn 徴候　156
QRS 幅の増大　134
QT 延長症候群　144
QT 間隔　145
QT 短縮症候群　144
QTc(B)　145
QTc(F)　145
RR 間隔　145
RS ウイルス感染症　29, 62
semantic qualifier　141
SIDS(sudden infant death syndrome)　198
SpO$_2$ 低下　63, 73, 83, 165
SSSS(staphylococcal scalded skin syndrome)　36
Streptococcus agalactiae　33
ST-T 変化　134
sudden onset　131
thumb print sign　69
TIA(transient ischemic attack)　110
TMA(thrombotic microangiopathy)　153
torsade de pointes　145
trap door 型骨折　175
white-eyed blowout fracture　176
WPW(Wolff-Parkinson-White)症候群　144

和文

あ

アデノイド肥大　64
アデノウイルス腸炎　99
アドレナリン自己注射　121
アナフィラキシー　121
　──のグレード分類　123
アルカロイド　9
アレルギー性紫斑病　102
アレルゲン特異的リンパ球刺激試験　40
アンカリング　19

索引

悪性腎硬化症　153
鞍上部・松果体部胚細胞腫瘍　168

い

インフルエンザ　12
いじめ　165
医師同乗　29
医師の勘　51
易怒性・攻撃性　191
胃軸捻転症　140
胃食道逆流　198
胃食道逆流症　197
胃瘻造設　72
異常興奮　59
異物誤飲　71
意識障害　68, 131, 165
痛み　5
一過性脳虚血発作　110
咽後膿瘍　113
咽頭異物　179
咽頭炎　115
咽頭痛　181, 185
咽頭発赤　67, 112, 116
陰性所見　17, 183
陰性的中率　14
陰嚢
　── の腫脹　32
　── の発赤　32
陰嚢痛　156

う

ウイルス感染　77
ウイルス性疾患　57
ウイルス性心筋炎　43
うつ熱　86
打ち抜き型骨折　176
齲蝕　118

え

エコーフリースペース　43
エンテロウイルス　133
壊死性筋膜炎　33, 35
炎症性腸管壁肥厚　103
炎症性腸疾患　161
嚥下困難　71

嚥下障害　115
嚥下痛　115, 177

お

往復性喘鳴　94
黄色ブドウ球菌　48
黄疸の増強　80
嘔気　9, 143, 173
嘔吐　9, 38, 42, 50, 82, 87, 93, 100, 130, 132, 138, 147, 151, 173, 185
嘔吐症　83
横紋筋肉腫　7
横紋筋融解症　132
思い込み　19
親の違和感　51
親の表情　44

か

カウフマン療法　171
カウンセリング　189
カテコラミン誘発多形性心室頻拍　144
カラードプラ　149
カンピロバクター腸炎　161
下気道感染症　30
下垂体機能低下症　167
下腹部痛　181
化骨　54
化膿性関節炎　46
化膿性筋炎　46
化膿性骨髄炎　46, 49
化膿性リンパ節炎　105, 112
家族歴　144
　──, アレルギーの　40
痂皮　36
過換気　110
過小評価　18
開瞼器　128
開口障害　113
開腹止血術　84
潰瘍性大腸炎　161
外傷の既往　68
外転制限　173
咳嗽　62, 94, 121
顔色不良　76, 80
角膜　128

角膜びらん　125
角膜裂傷　126
拡張型心筋症　45
確定診断　17
川崎病　104, 135
　——, 不全型　106
汗疹　36
完全房室ブロック　144
肝脾腫　80
肝不全　68
冠動脈瘤　105
浣腸　99, 138, 147, 169
陥没呼吸　62
間欠的腹痛　101
間代性けいれん　143
感覚過敏　45
感染性腸炎　99, 160
感度　12
感冒　185
感冒症状　137
関節痛　80
関節リウマチ　78
環境　5
鑑別診断　3, 8
眼圧　128
眼窩　129
眼窩底骨折　173
眼窩内側壁骨折　174
眼球運動制限　174
眼球結膜充血　104, 125
眼球結膜の軽度黄染　77
眼球打撲　125
眼球破裂　126
眼瞼結膜　5, 76
眼瞼腫脹　128
眼脂　36
顔面紅潮　197
顔面蒼白　143, 197

き

危険性　18
気管　95
気管支拡張症　96
気管支喘息　75, 93
気管挿管　29

気道異物　93
気道確保　70
希死念慮　189
起坐呼吸　59
基幹病院　15
亀裂　36
機能障害　2
虐待　55, 66, 200
吸気性喘鳴　67, 115
吸入麻酔薬　70
急性胃腸炎　8, 9, 38, 50, 82, 130, 132, 139, 147, 181, 185
急性咽頭炎　67
急性陰嚢症　156
急性喉頭蓋炎　2, 68
急性硬膜外出血　68
急性硬膜下出血　68
急性呼吸障害　65
急性上気道炎　5, 42, 63, 75
急性腎障害　89, 90
急性水頭症　130
急性虫垂炎　2, 11, 148
急性脳炎　136
急性脳症　68
急性白血病　6
急性発症　141
急性腹症　149
急性リンパ性白血病　78
救急車　29
球状赤血球　77
魚骨　177
共感　64
胸痛　115, 133
強膜　128
頬部蜂巣炎　118
興味の喪失　189
凝固因子異常　80
筋緊張低下　62, 198
緊急手術　195

く

クローン病　161
グラム陽性球菌　46
グリセリン浣腸　10

け

けいれん　68, 116, 137
けいれん重積　66
稀有性　20
下血　83
下痢　8, 9, 82, 87, 99, 181
形態異常　64
経口摂取困難　114
傾聴　64
傾眠傾向　59, 67, 82, 102
頸部腫脹　115
頸部リンパ節腫脹　105, 112
劇症型心筋炎　133, 134
劇症型心筋症　10
血圧降下　9
血液培養　48, 57
血尿　6
血便　8, 87, 99, 101, 161
血友病 A　76
血流障害　149
結膜　128
結膜・強膜損傷　127
血管性紫斑病　5
血小板減少　89
血性嘔吐　39
血清クレアチニン　88
　──, 小児の基準値　90
血栓性微小血管障害　153
倦怠感　170, 185
検査陰性　12
検査陽性　12
検尿　6
謙虚な姿勢　7
幻視　136
言語外の訴え　4

こ

子ども家庭支援センター　98
呼気性喘鳴　99
呼吸窮迫　29
呼吸数　59
呼吸抑制　137
誤嚥性肺炎　165
誤食　120

誤診　15, 18
口唇発赤　104
甲状腺機能低下症　170
光線療法　62, 79
抗 GAD 抗体　187
抗 NMDA 受容体脳炎　137
肛門周囲粘膜の損傷　88
虹彩　128
後遺症　2
高血圧緊急症　152
高熱　60
高ビリルビン血症　79
喉頭蓋炎　115
喉頭けいれん　197
項部硬直　68
膠原病　135
骨折　46, 54, 66
骨折線　54

さ

サイトメガロウイルス腸炎　161
サルモネラ腸炎　161
嗄声　178
挫創　66
再現性のある啼泣　32
再診　145
再診指示　8
再発性　141
細菌性食中毒　8
細菌性髄膜炎　68
細菌性腸炎　88
最終月経　192
三主徴（三徴候）　11, 89, 101
酸塩基平衡異常　68

し

ショック　68
思春期　193
視線　4
視力低下　151
紫斑　5, 76
自殺企図　189
自律神経症状　137
事実誤認　189
事前確率　13

時間的な逼迫　20
社会資源　98
斜頸　114
手掌紅斑　105
主訴　4
腫瘤　7, 100, 137
受診理由　5
収縮期雑音　151
周期性嘔吐症　138
周期的　5
集中力減退　189
十二指腸潰瘍　83
重症敗血症　59
重症不整脈　144
縦隔炎　72
出血性ショック　83
出血斑　80
循環の評価　58
徐脈　10, 170
除外診断　17
消化管アレルギー　162
消化管内視鏡検査　140, 162
硝子体　128
上気道炎　28, 104, 117
上気道狭窄　64
上部消化管造影　71
上腹部膨満　138
食思不振　174, 185
食道異物　72, 179
食道狭窄　72
食道穿孔　72
食物アレルギー　120
食物アレルギー緊急時対応マニュアル　124
食物アレルギーサインプレート　124
食欲減退　165
食欲低下　43, 87, 132, 151, 189
触診　48
心因性　108
心因性反応　136
心エコー　104
心音減弱　134
心拡大　134
心筋炎　2, 16, 132
心筋症　2, 132
心雑音　50, 134

心室中隔欠損　62
心室頻拍　133
心身の健康状態　21
心電図　10, 132, 143
心拍数　59
心拍数減少　9
心拍数増加　83
心不全　28, 43, 63, 79
心不全肺高血圧　63
身体的虐待　54
神経性食思不振症　152, 172
神経性やせ症　172
神経調節性失神　143
診療情報の提供　194
新生児黄疸　62
新生児・乳児消化管アレルギー　41
新生児訪問　98
人工乳　40
迅速検査　30
腎不全　68
蕁麻疹　121

◉す

スタッフ　5, 23
　── の連携不足　21
頭痛　130, 131, 151, 191
水晶体　128
水痘　75
水頭症　166
水様便　39
睡眠時呼吸障害　64
睡眠障害　62
睡眠薬　188
髄膜炎　2, 51, 197

◉せ

生活管理指導表　124
生殖補助医療　62
正常虫垂　184
成長曲線　168
成長障害　64, 155
制酸薬　85
性格変化　137
精索捻転　157
精神疾患　136

精神症状　137
精巣挙筋反射　156
精巣上体炎　156
精巣上体垂捻転　157
精巣捻転　157, 195
咳　5, 42, 71, 104, 116, 132
摂食障害　45, 165
先天異常症候群　65
先天性QT延長症候群1型　144
先天性心疾患　28
先入観　19
染色体異常症　63
穿孔性眼外傷　126
全身性けいれん発作　130
前房　128
前房出血　125
前房水漏出　127
喘鳴　63, 93, 121
喘鳴持続　96

そ

ソーシャルワーカー　98
鼠径ヘルニア　32
早産児　29
増悪　74
即時型アレルギー反応　122

た

タール便　82
ダイエット　169
ダウン症　62
多飲多尿　151, 165
多呼吸　59, 197
多発奇形症候群　64
多発骨折　56
多忙　22
打撲　53, 76, 173
代謝性アルカローシス　39
体外式膜型人工肺　133
体重　164
体重減少　39, 161, 165, 170
怠薬　144
態度　4
鯛の骨　180
代償性ショック　57

代表性　19
脱水　87, 138
脱水症　42, 60, 68, 82
胆汁性嘔吐　100
痰　71
断続性ラ音　134

ち

チアノーゼ　198
チームプレー　21
窒息　96, 197
中耳炎　114
中枢性呼吸障害　65
中枢性尿崩症　167
中枢性無呼吸　29
中腸軸捻転症　39
中毒　68
昼夜逆転　136
腸炎　147
腸間膜リンパ節炎　182
腸管安静　163
腸管出血性大腸炎　161
腸管出血性大腸菌O157：H7　89
腸管ベーチェット病　162
腸重積　2, 5, 8, 68, 88, 99, 102
聴診　45
陳旧性食道異物　75

て

デブリードマン　33
低アルブミン血症　172
低クロール血症　39
低血圧　59
低血圧性ショック　60
低血糖　50, 68, 116
低侵襲　74
低身長　151
低体温　59, 170
低年齢　29
啼泣　33, 53, 62
　——, 過度の　34
泥状便　160
鉄欠乏性貧血　77
転院　29
伝染性紅斑　77

電解質異常　68

と
トリアス　11
ドアノブクエスチョン　7
ドプラエコー　159
吐血　82
努力呼吸　28, 59, 62
逃避反応　109
疼痛　34
盗汗　63
糖尿病　2
糖尿病ケトアシドーシス　16, 186
頭蓋内出血　78, 130, 192
頭蓋内腫瘍　151
頭部打撲　192
洞機能不全　144
瞳孔変形　125
導尿　14
特異度　12
毒物　9
突然死　66
突然発症　131

な
慣れ　20
内側直筋　174
内ヘルニア嵌頓　2
軟便　104

に
二相性反応　121
肉眼的血尿　7
乳児けいれん　197
乳幼児突然死症候群　198
乳幼児突発性危急事態　197
乳様突起炎　114
尿ケトン陽性　185
尿検査　186, 192
尿酸塩　6
尿糖　16
尿培養　57
尿路感染症　14, 31, 57
妊娠　2, 193
認知の歪み　22

認知バイアス　140

ね
ネグレクト　118
熱性けいれん　116

の
ノロウイルス性腸炎　84
脳炎　2, 68
脳梗塞　109
脳室内出血　130
脳腫瘍　2, 167
脳症　2
脳振盪　174, 192
脳動静脈奇形　130

は
バイアス　18
バイケイソウ　9
バイタルサイン　154
　──の異常値　59
パターン認識　141
パルスオキシメータ　45, 60
パルボウイルス感染症　79
肺うっ血　134
肺炎　96
肺炎球菌　51
肺炎球菌ワクチン　52, 58
肺高血圧　63
敗血症　57, 59, 68, 197
敗血症性ショック　59, 165
拍動性頭痛　151
発熱　8, 35, 46, 50, 57, 59, 62, 67, 77, 80, 104, 114, 116, 132, 165, 181
　──，繰り返す　78
白血病　79
白血球増多　35
発汗　197
発声困難　115
発達遅滞　64
反射性失神　143
反跳痛　147
反応性リンパ節腫脹　78

ひ

ピークアウト　121
ピーナッツ　93
びらん　36
皮下血腫　76
皮下硬結　47
皮膚の乾燥　170
肥厚性幽門狭窄症　39
非観血的整復　101
非腫瘍性卵巣茎捻転　149
非典型的　168
脾腫　76
微熱　9, 93, 99, 160, 185
鼻汁（鼻水）　5, 28, 57, 77, 104, 197
鼻閉　62, 197
鼻閉音　28
鼻翼　129
必要性　20
病歴　34
貧血　5, 172
　——の進行　80
頻呼吸　185
頻脈　35, 60, 139

ふ

ブドウ球菌性熱傷様皮膚症候群　36
ブリストル排便スケール　169
プライマリ・ケア　15, 78
不穏　165, 185
不機嫌　5, 50, 62
不随意運動　137
不整脈　133, 197
不全型川崎病　106
不全麻痺　108
不動　46
不眠症　188
副鼻腔炎　114
腹腔内膿瘍　183
腹痛　5, 8, 9, 99, 132, 138, 147, 160, 191
腹膜炎　68

へ

閉塞性呼吸障害　65
閉塞性睡眠時無呼吸　65
壁内血腫　103
辺縁系脳炎　137
扁桃周囲膿瘍　114
便秘　102, 147
便秘症　138, 169

ほ

保健センター　98
保護者　194
放射線被曝　193
萌出障害　129
蜂窩織炎　33
乏尿　42, 57
房室ブロック，Ⅲ度　10
傍糸球体細胞腫　153
帽状腱膜下血腫　78
膀胱　7
膀胱穿刺　14
発疹　75
発赤　34, 36
奔馬調律　28, 132, 197

ま

マクロライド系抗菌薬　144
埋伏歯　129
末梢循環不全　60
末梢冷感　50, 57, 63
慢性下痢症　163

み

ミルクアレルギー　41
未処置歯　119

む

無呼吸発作　29
無反応　137

め

メタ認知　141
めまい　9

も

もやもや病　110
網状チアノーゼ　60
網膜　128

や

やせ願望　171
夜間覚醒　136
野草　9

ゆ・よ

有病率　15
予備力　63
予防接種　50
陽性所見　183
陽性的中率　12
陽性尤度比　52
溶血性尿毒症症候群　88
溶血性貧血　79, 89
溶骨性病変　146
溶連菌性咽頭炎　112

ら

卵巣奇形腫　137

卵巣茎捻転　148
卵巣腫瘍　148

り

リッター新生児剝脱性皮膚炎　37
リンパ節腫脹　78, 80
りんご病　77
利害関係　21
流行期　51
流涎　67

る・れ・ろ

ルーチン　44, 193
レニン産生腫瘍　153
ロタウイルス性腸炎　82, 84

わ

ワクチン　52
ワクチン接種歴　58
ワクチン未接種児　58